Julian Marcuse

Bäder und Badewesen in Vergangenheit und Gegenwart

Verlag
der
Wissenschaften

Julian Marcuse

Bäder und Badewesen in Vergangenheit und Gegenwart

ISBN/EAN: 9783957001986

Auflage: 1

Erscheinungsjahr: 2014

Erscheinungsort: Norderstedt, Deutschland

Hergestellt in Europa, USA, Kanada, Australien, Japan
Verlag der Wissenschaften in Hansebooks GmbH, Norderstedt

Cover: Sandro Botticelli "die Geburt der Venus"

BÄDER UND BADEWESEN

IN VERGANGENHEIT UND GEGENWART.

EINE KULTURHISTORISCHE STUDIE

VON

DR. MED. JULIAN MARCUSE

CORRESPOND. MITGLIED DER SOCIÉTÉ FRANÇAISE D'HYGIÈNE IN PARIS, DER SOCIÉTÉ
ROYALE DE MÉDECINE PUBLIQUE IN BRÜSSEL.

MIT 22 ABBILDUNGEN.

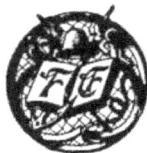

STUTTGART.

VERLAG VON FERDINAND ENKE.

1903.

Vorwort.

Als ich vor einigen Jahren in der „Deutschen Vierteljahrsschrift für öffentliche Gesundheitspflege" einen Cyklus von Aufsätzen über das Badewesen des Altertums und der Neuzeit veröffentlichte, fand ich für dieses Thema ein so weitgehendes Interesse, welches sich in einer Fülle von Anfragen und Wünschen um Ueberlassung von Separatabdrücken dokumentierte, dass ich schon damals mich mit dem Gedanken einer Zusammenfassung dieser zerstreuten, hie und da publizierten Aufsätze trug. Allein mochte das kulturelle Bild, das ich von dem Badewesen des Altertums und Mittelalters zu entwerfen suchte, auch Interesse genug hervorrufen, die Neuzeit mit ihrem sozialen Ringen nach Verbesserung der Volksgesundheitspflege und Volkswohlfahrt bedurfte mehr als das, sie verlangte eine aktuelle, auf Statistik und gesicherte Anschauung basierende Darstellung, sollte sie ein wahres und getreues Bild des zeitgenössischen Badewesens und damit den Boden für weitere Arbeit und weiteres Streben vorzeichnen. Dieses dringende Verlangen konnte ich damals nicht erfüllen: heute aber, wo inzwischen dank der unermüdlichen Thätigkeit der Deutschen Gesellschaft für Volksbäder eine umfassende Statistik über den Stand des Volksbadewesens in Deutschland vorliegt, die auf eine absolute und lückenlose Vollständigkeit Anspruch erheben darf, ist dies Hindernis beseitigt, und das Büchlein kann seinen Weg in die Welt antreten.

Möge es in einer der elementarsten Fragen der allgemeinen Gesundheitspflege, wie der Kultur überhaupt, in der Gegenüberstellung des „Einst" und des „Jetzt", zu neuem Thun anspornen und damit der hehren Idee der kulturellen Hebung des Volkes dienen!

Mannheim, im Januar 1903.

Dr. Julian Marcuse.

Inhalt.

I. Bäder und Badewesen im Altertum.

Der öffentliche Gesundheitszustand eines Volkes hängt von einer Reihe von Faktoren ab, von denen nicht der mindeste die Reinlichkeit ist, die sich auf alle Beziehungen und Aeusserungen des menschlichen Lebens zu erstrecken hat. Während nun aber für die Reinigung der Städte und der öffentlichen Verkehrswege, für Kanalisation und Assanierung, für reines und gutes Trinkwasser in jedem Kulturstaate eine rationelle sozialhygieinische Gesetzgebung sorgt, existiert für die Reinigung des Körpers kein administrativer Kodex und einzig und allein die Zivilisationsstufe des Volkes, seine Sitten und seine sozialökonomischen Verhältnisse bestimmen dieselbe. Die Sitte eines Volkes ist der mächtigste Hebel, sozialhygieinische Massnahmen zur Durchführung zu bringen, viel mächtiger als jede organisatorische Gesetzgebung, und was sich den Lebensäusserungen der Menschen als gewohntes planmässiges Thun einflicht, überdauert Jahrhunderte und wird, gestützt und geleitet von einer weisen Gesetzgebung, zum Palladium des Staatswesens.

So hat die antike Hygieine, welche weniger auf wissenschaftlichen, theoretischen Grundlagen als auf einer umfassenden Anwendung alles dessen basierte, was man als heilsam erachtete, und welche aus dem Empfinden und Denken des Volkes in Gesetzgebung und Staatsleitung hervorgehend einen weisen Schützer und Leiter fand, Griechen und Römer auf jene Höhe der Kultur gehoben, vor der wir noch heute bewundernd stehen,

und hat vor allem die Pflege des Körpers zu einer unabweisbaren Pflicht des Lebensregimes gemacht.

Vorbildlich treten auch in unserem Zeitalter die hygieinischen
und diätetischen Massregeln jener alten Völker vor uns, in erster
Reihe ihre fast unerreichbaren Badeeinrichtungen, die zum wahren
Allgemeingut der gesamten Bevölkerung geworden waren.

Der Ursprung des Gebrauches der Bäder verliert sich in die
entfernteste Vorzeit. Schon in den fabelhaften Perioden der
Völkergeschichte findet man Spuren davon. Plato versichert nach
ägyptischen Traditionen, dass auf der grossen atlantischen Insel,
die der Ozean verschlungen haben soll, Bäder von grosser Pracht
und mannigfaltiger Einrichtung vorhanden gewesen wären.

Bei den ältesten Völkern, von deren Sitten und Gebräuchen
die Geschichte zuverlässige Nachrichten aufbewahrt hat, vorzüglich
im ganzen Orient, waren die Bäder seit undenklichen Zeiten eingeführt und durch Religionsgesetze geheiligt.

Bei den Indern war es Manu, der in seinem sozialhygieinischen
System durch zahlreiche Waschungen die Gesundheit der Brah-
manen und des Volkes zu sichern suchte. Alle gottesdienstlichen
Handlungen sind für Priester und Volk mit reinigenden Waschungen verbunden. Jeder Tempel hat seine heiligen Badstellen,
deren mehrfache Benutzung an jedem Tage nicht nur gestattet
ist, sondern als verdienstlich erachtet wird.

Vor dem Essen und vor dem Beten müssen Mundwaschungen
vorgenommen werden. Göttliche Verehrung genoss der Ganges,
in dem man wallfahrend badete. Bei den Persern gab ihr Religions-
stifter Zoroaster die genauesten Anweisungen zur körperlichen
Reinigung. So besteht die einfachste von ihm in der Zend-Avesta
täglich gebotene in einer Abwaschung der Arme bis zum Ellen-
bogen, des Gesichtes bis hinter die Ohren und der Füsse bis an
die Knöchel. Ebenso machte Muhamed das Baden zu einer
religiösen Pflicht. In weiser Fürsorge für das leibliche Wohl
seiner Anhänger erhob er Waschungen zu religiösen Handlungen.
So oft der Moslem durch natürliche oder zufällige Umstände seine
gesetzliche Reinlichkeit verloren hat, muss er sich der Abwaschung

unterziehen. Die Waschung gewisser Körperteile muss er aber auch vor den fünf täglichen Gebeten vornehmen, auch ohne dass er sich besonders verunreinigt hat.

Auch in der ägyptischen Hygieine tritt uns als Hauptidee die Reinheit entgegen, durch welche Gesundheit, Leben und Dauer erlangt werden sollen. Herodot übermittelt uns die Reinigungs- und Kleidungsvorschriften: Der König und die Priester mussten jeden dritten Tag den Bart und den ganzen Leib scheren, zweimal täglich und zweimal nachts baden, nur leinene Kleider und Schuhe von Byblos tragen. Auch das Leben des Volkes gipfelte in dem Bestreben nach Reinlichkeit.

Bei den Juden tritt uns als dominierende Idee in der Hygieine des Pentateuchs das Prinzip der Reinheit entgegen, dasselbe welches man in der Hygieine aller anderen altorientalischen Völker findet. Nur dass ihr Gesetzgeber Moses es in einer Weise präcisierte und ausdehnte, wie es bei keinem anderen Volke bisher geschehen war. Bei jedem Gebet, jeder körperlichen Verrichtung, jeder Berührung unreiner Gegenstände, kranker Menschen oder deren Kleidungsstücke waren die peinlichsten Waschungen geboten, die mit aller Strenge von ihm durchgeführt wurden. Er schuf ferner das bekannte System der Mikwaoth, das ist der Gemeindebäder, zu deren regelmässigen Benutzung er die gläubigen Israeliten verpflichtete, und auch bei der Krankenbehandlung spielten Bäder eine bedeutende Rolle. Der Teich Bethesda bei Jerusalem, der von fünf Hallen resp. bedeckten Gängen umgeben war, diente den Kranken zum Aufenthalt, welche den Tag über teils im Wasser, teils in der Luft den entblössten Körper badeten.

Auch die alten Deutschen kannten, wie Tacitus berichtet, diese Art der Reinigung. Sie waren sehr geschickt im Schwimmen, badeten sich oft und die Neugeborenen empfing der Rheinstrom, wie Klaudian singt: natos explorat gurgite Rhenus.

Vor allem aber stand das Wasser, besonders als Bad, bei den ästhetischen, die Schönheit des Körpers mit Kraft einenden Griechen im Ansehen. Darum singt schon der alte Homer von der badenden Nausikaa, von dem badenden Agenor, der Heilung

des verwundeten Hektors im Xanthos, und Theokrit berichtet
von einem Flussbade von 240 jungen Mädchen. Herkules, später
als göttlicher Beschützer der Thermen angebetet, lässt auf alten
Münzen einen Strahl Wassers aus dem Rachen eines Löwen auf
sich sprühen und bei seinem Gottesdienste goss man Flüssigkeiten
über seine Statue.

Antike griechische Malereien haben häufig die Bereitung
des Brautbades vor der Hochzeit zum Gegenstande und ein Bild
auf einer jetzt im königlichen Museum zu Berlin befindlichen
Vase von Volci beweist, dass den Griechen unsere Douche- oder
Sturzbäder wohl bekannt waren. Symbolisch sollte, wie Homer
(Odyss. XV) sagt, das Bad jeglichen Makel und jede ausser-
gewöhnliche Seelen- oder Gemütsaffektion beseitigen. Am zweiten
Tag der berühmten Eleusinischen Feste in Eleusis mussten die
Einzuweihenden ein Meerbad nehmen; die Berührung eines
Toten, selbst nur der Aufenthalt in einem Trauerhause gebot ein
darauffolgendes Bad. In der historischen Zeit finden wir die
Kinder, Greise und Jungfrauen der Spartaner in kalte Bäder,
sei es in Flüsse, sei es in das salzreiche „Nerven stärkende" Meer,
getaucht, welche das Gesetz geheiligt hatte. „Alles Uebel wäscht
das Wasser hinweg", sagt ein griechisches Sprichwort und das
„Beste auf Erden ist Wasser" (Pindar). In dem straffen Ab-
härtungssystem, das die sozialhygieinische Gesetzgebung Lykurgs
schuf, mussten die kalten Bäder eine bevorzugte Stelle einnehmen,
aber auch in dem harmonischen Staatsregime des Solon fehlten
nicht die Bäder und Abreibungen, die eng sich an die öffentlichen
Spiele und Leibesübungen anschliessend zum Gemeingut der Athener
wurden. Der Geist der Beobachtung und das Streben zur wissenschaftlichen Zusammenstellung des Beobachteten, welche das scharf-
sinnige griechische Volk belebten, erhoben die vormals regellose
Anwendung der Bäder zu einer Kunst und wirkten hierdurch
für alle Zeiten. Hatte schon Pythagoras den Gebrauch der
kalten Bäder aus Aegypten nach Griechenland verpflanzt und
als gesetzmässig seinen Schülern zur Kräftigung des Körpers und
Geistes dringend empfohlen, so war es noch mehr Herodicus, der

kurz vor dem Peloponnesischen Kriege lebte, der sie in Verbindung mit kunstmässigen Friktionen zur Erhaltung, Stärkung und Herstellung der Gesundheit anriet. Vor allem aber rühren von Hippokrates die ersten ausgedehnten, unter wissenschaftlichen Gesichtspunkten geordneten Angaben über ihren Nutzen und Nachteil sowohl in hygieinischer wie therapeutischer Hinsicht her, und sie haben den zukünftigen Geschlechtern als Grundlage der Balneotechnik gedient. Er sprach zuerst die Behauptung aus, dass kaltes Wasser wärme, warmes kühle, er kannte Begiessungen und Reibungen und wandte das Wasser in seinen verschiedenen Temperaturen gegen eine grosse Zahl von Krankheiten und Störungen des normalen Wohlbefindens an.

Das Badewesen der hellenischen Zeit war folgendermassen gestaltet: In der älteren Zeit beschränkten sich die Griechen auf die kalten Bäder in Flüssen und im Meere, die ihnen Lebensbedürfnis waren. Früh findet sich deshalb bei ihnen die Kunst des Schwimmens ausgebildet, für die sie auch eigene Schwimmteiche einrichteten. Wenn auch schon in germanischer Zeit warme Bäder in Wannen üblich waren, so dienten sie doch nur ausserordentlicher Erquickung. Für den gesunden Körper galt das warme Bad lange Zeit als Luxus und Weichlichkeit. Allmählich erst entstanden Badeanstalten, teils als Privatbäder in den Wohnungen, teils als öffentliche Bäder. Letztere dienten beiden Geschlechtern, waren aber für dieselben getrennt eingerichtet. Im IV. Jahrhundert vor Chr. wurden öffentliche Badeanstalten vom Staate errichtet, die namentlich auch für die ärmeren Volksklassen bestimmt waren. Die Hauptbestandteile dieser öffentlichen Anlagen waren zunächst der eigentliche Baderaum mit Wanne oder Bassin und einem Becken. Aus diesem Becken, meist in runder oder ovaler Form und mit Fuss versehen, der auf Vasen abgebildet oft beobachtet werden kann, schöpfte man mit einem Gefäss Wasser, um sich damit zu übergiessen. Der zweite Raum ist das Salbzimmer, worin der Körper mit Oel eingerieben und das Haar gesalbt wurde. Namentlich beliebt war das schöne, durch Rosen und andere Pflanzen wohl-

riechend gemachte sog. attische Oel. Zu diesen beiden tritt zuweilen ein dritter Raum, das Auskleidezimmer.

Schon zur Zeit der Vorherrschaft Spartas (IX. bis VI. Jahrhundert vor Chr.) waren Schwitzbäder mit nachfolgendem kalten
Voll- oder Uebergiessungsbade in Gebrauch gekommen, die man
nach ihrem Ursprunge lakonische nannte. Mit der zunehmenden
Sittenverfeinerung wurden auch die warmen Bäder allgemeiner.
Ihr Gebrauch, namentlich vor der Hauptmahlzeit, erhob sich zu
einem regelmässigen Bestandteil des griechischen Lebens.

Häufig wurde das Badehaus mit dem Platz für körperliche
Uebungen, dem Gymnasium, vereinigt. Das Ankleidezimmer und
das Salbgemach dienten dann gleichzeitig für das Bad und den
Uebungsplatz. Vielfach fanden sich die Gymnasien wenigstens
in der Nähe eines Flusses, Teiches oder am Meeresstrande, um
nach den Uebungen das Bad nicht entbehren zu müssen. Während
das ältere Gymnasium gewöhnlich nur aus einer Säulenhalle mit
einer Laufbahn bestand, war in den späteren Anlagen die Palästra
auf drei Seiten von den Räumen für geistige Erziehung und
Unterhaltung umgeben; auf der vierten, meist nach Süden oder
Westen gerichteten, befanden sich die Bäder. Der palästrische
Apparat, bestehend aus Salbflasche und Striegel, bildete zugleich
das unentbehrliche Badegerät.

Ausser den künstlichen standen auch natürliche Kurbäder
mit heilkräftigen Quellen, sog. herakleische oder Wildbäder, im
Gebrauch. Das berühmteste Wildbad Griechenlands mit heissen
Schwefelquellen war Adepsos auf der Insel Euböa am Euripus
gelegen. Seine Quellen, die heute noch von Kranken besucht
werden, hatten, wie Plinius erzählt, versteinernde Kraft. Plutarch
erzählt in seinen Tischgesprächen, dass der Aufenthalt dort sehr
angenehm gewesen, und dass sehr viele Kurgäste jedes Jahr dort
zusammengeströmt seien. Ausser diesen gab es noch viele andere
auf dem Festland, sowie auf den Inseln Kythnos, Melos und
Lesbos. Nur Säuerlinge und Stahlquellen waren in Hellas nicht
zu finden. Auf der Insel Lesbos waren es die einst hoch ge-
priesenen Thermen von Mytilene bei dem heutigen Dorfe Thermi.

Die von den Inselbewohnern noch jetzt als Krankenbäder benutzten Ruinen bestehen im Wesentlichen aus zwei innen gewölbten Gebäuden, in denen je ein grosses ausgemauertes Becken das warme Wasser aufnimmt.

Ausser einigen, den Gymnasien zu Ephesos, Alexandria, Troas, Hierapolis angehörenden geringen Resten ist von den griechischen Bädern nichts auf uns gekommen. Die Einrichtung derselben verpflanzte sich jedoch, wie die gesamte griechische Kultur, nach den griechischen Ansiedelungen in Italien und wurde dort zum Vorbild der römischen Thermen, in denen der Geist des griechischen Gymnasiums schliesslich unterging. Aus den hier gefundenen Resten — besonders in dem durch den Ausbruch des Vesuv im Jahre 79 nach Chr. verschütteten und in unserem Jahrhundert wieder aufgedeckten Pompeji — hat man die Grundlage für das Verständnis griechischer und auch der späteren römischen Bäder gewonnen.

Dem älteren Plinius zufolge waren die Bäder von den frühesten Zeiten her im römischen Staat eingeführt; es ist wahrscheinlich, dass hier der Einfluss der benachbarten Etrusker, die sich der Bäder bei ihren Religionsgebräuchen und der Reinlichkeit wegen bedient haben sollen, mitgewirkt hat. Das Bädernehmen war zunächst zur Zeit des Königtums und der Republik, wie in der älteren griechischen Vergangenheit sehr primitiv. Man badete im Meere und in den Flüssen, vornehmlich in dem Tiber und übte sich im Schwimmen. Im Hause diente das Waschhaus (Lavatrina), ein dunkler untergeordneter Raum, dem Bedürfnisse der Reinlichkeit. Es lag neben der Küche, um Heizung und Wasserabfluss derselben mitbenutzen zu können. Erst im Anfang des zweiten Jahrhunderts, nach der Erbauung Roms, scheinen die Römer eigentliche Badeanstalten gehabt zu haben; höchstwahrscheinlich wurden sie unter der Regierung des Königs Lucius Tarquinius Priscus eingeführt. Dabei war aber immer noch in Rom der Tiber, und zwar im Bezirke des Campus Martius, Volksbad und Schwimmbad für die Jugend. Mit dem Wachstum der Stadt und der Einleitung der Kanalisation in den

Tiber wurde derselbe aber zum Baden immer ungeeigneter. Nachdem Appius Claudius im Jahre 305 vor Chr. die erste grosse Wasserleitung (aqua appia) vollendet hatte, legte man ausserhalb der Stadtmauer ein zum Volksbad bestimmtes grosses Wasserbecken (piscina publica) an und speiste es durch das Wasser jener Leitung. An Stelle des Waschhauses trat später das aus mehreren Badezimmern bestehende balneum. Am meisten haben die in Rom lebenden griechischen Aerzte, die als Kriegsgefangene oder als getaufte Sklaven dorthin kamen — römische Aerzte gab es bekanntlich in diesen Zeitperioden noch nicht — zur Einführung der Badeanstalten beigetragen. Unter ihnen war es vor allen Asclepiades aus Prusa in Bithynien, der, obgleich er in seinen medizinischen Theorien fast ganz von Hippocrates und dessen Schule abwich, doch im allgemeinen ihre Grundsätze in Hinsicht auf den diätetischen und klinischen Gebrauch der Bäder beibehielt und durch seinen Einfluss zur Verallgemeinerung der Bäder in Rom viel beitrug.

Schon vor ihm waren mit der Vermehrung der Wasserzuführung durch drei weitere Leitungen — etwa seit dem zweiten punischen Krieg — neue öffentliche Bäder entstanden, von denen man nur drei Arten unterschied: die eigenen Hausbäder (balnearia), die als Erwerbsquellen errichteten Mietbäder (balneae privatae) und die öffentlichen Bäder (balneae publicae), die auf Kosten des Staates und zuweilen auch aus Stiftungen und Schenkungen begründet und unterhalten wurden; für Unterhaltung und polizeiliche Aufsicht hatten die Aedilen und Censoren zu sorgen.

Eine weitere Entwicklung erreichten die Warmbäder durch die im Jahre 89 v. Chr. erfolgte Einführung der von C. Sergius Orata erfundene Luftheizung, worunter man zunächst die Anwendung hohler, von den Feuergasen durchzogener Fussböden zu verstehen hat. Die höchste Vollkommenheit erhielt das heisse Luftbad sodann durch die bald folgende Herstellung von hohlen Wänden. Hierdurch wurde der früher zur Erwärmung der Baderäume gebräuchlich gewesene Ofen fast vollständig verdrängt und die Luftheizung bestimmend für die Einrichtung der späteren baulichen Anlagen. Obwohl nach wie vor in Verbindung mit Kaltwasserbädern führen nun die öffentlichen Badanstalten ausschliesslich den Namen thermae, vom griechischen thermos, „die Wärme". In balneis salus, Heil allein im Bade, wurde von nun an die Devise des römischen Volkslebens. Mit dem Aufschwung, den Rom unter den Kaisern nahm, beginnt die Blütezeit der römischen Thermen, von deren Grösse und Pracht uns heute noch gewaltige Ruinen und kostbare Reste beredtes Zeugnis geben. Die grossen Thermen, die, an Zahl 15, mit allem versehen waren, was Luxus und Geschmack jenes Zeitalters forderten, entstanden anfänglich aus der Idee des griechischen Gymnasiums und waren, ihrem ursprünglichen Zwecke zufolge, zur Kultur des Geistes und zu Leibesübungen bestimmt. Hier hatten Redner, Philosophen, Dichter und andere Gelehrte eigene Versammlungssäle, Bibliotheken, Sammlungen von Kunstwerken, gegen jede Witterung geschützte Hallen, anmutige Lusthaine und mit hohen Platanen bepflanzte Alleen. Hier waren Plätze, wo Knaben Leibesübungen vornahmen, Plätze zum Wettrennen, zum Ringen, zum Ballspiel, zum Diskuswerfen und Teiche zum Schwimmen. Auch für Pflege behaglicher Ruhe, geselligen Lebens und Vergnügungen, sowie für Essen und Trinken war dort gesorgt. Alt und jung, hoch und niedrig, arm und reich fanden sich in den Thermen zusammen, ergötzten sich an Wett- und Ballspielen, an Turnübungen sowie an geistiger Unterhaltung und leiblicher Nahrung. Eine Trennung der Räume nach Standesklassen gab es nicht; selbst Kaiser, insbesondere Hadrian und Commodus, suchten durch öfteren Besuch in den Thermen sich beim Volk beliebt zu machen. Das Innere der Thermen war mit dem auserwähltesten und überschwänglichsten Luxus ausgestattet und von fabelhafter Pracht, die Wände waren mit den feinsten und seltensten Marmor-, Granit-, Porphyr- und Jaspisarten ausgelegt, die Fussböden bestanden oft aus dem kunstvollsten Mosaik oder prächtigen Marmorfliessen. Staunenerregende Leistungen der Wölbetechnik, Kuppeln und Kreuzgewölbe von riesigen Abmessungen über-

deckten die Hauptsäle. Meisterwerke der Bildhauerei und Malerei
waren hier vereint; so fand man in den Ruinen der Caracalla·
Thermen den Farnesischen Stier, die Gruppe des Laokoon in
denjenigen des Titus und die Pferdebändiger in den Constantini-
schen, ferner wurden der farnesische Herkules, die Hebe in Neapel,
der Torso von Belvedere und viele andere unvergleichliche Kunstwerke unter den Trümmern römischer Thermen hervorgezogen.
Die darin vorhandenen Bäder waren von mannigfachster Art:
laue, warme, kalte Wannenbäder, heisse Dunstbäder etc. Ausserdem waren noch Zimmer zu besonderen Zwecken bestimmt, z. B.
die Salbestube und das Conisterium, worin die Ringer sich salbten,
mit Staub bewarfen etc., ferner Gebäude zu Wohnungen für Aufseher, worunter der Gymnasiarch, der Palästrophylax, der Agonistarch, der Gymnast und der Pädotriba die vorzüglichsten
waren. Die Gymnasiarchen waren die ersten Beamten, standen
in grossem Ansehen und entschieden in zweifelhaften Fällen als
Richter. Der Palästrophylax scheint die Aufsicht über die Gebäude und Oekonomie, und der Agonistarch über die athletischen
Uebungen gehabt zu haben. Der Gymnast und der Pädotriba
scheinen in den frühesten Zeiten sehr untergeordnete Dienst-
leistungen geführt und sich mit der Anordnung der palästrischen
Uebungen und mit dem Einsalben abgegeben zu haben. Man
nannte sie auch Alipten oder Jatralipten, weil sie innerhalb ihres
Berufskreises auch Arzneikunst trieben. In späteren Zeiten, besonders nachdem die Medizin mit der Gymnastik verbunden
worden war, waren sowohl der Gymnast wie der Pädotriba Männer
von gründlichen medizinischen Kenntnissen, welche die Leibes·
übungen wie die Bäder in ihren Beziehungen und Wirkungen
zum Organismus beurteilten und dementsprechend individualisierend
einem jeden das richtige Mass und die Arten der Anwendung
vorschrieben. Deswegen rechneten es sich auch hervorragende
Aerzte zur Ehre, die Aufsicht über die Leibesübungen und über
die Bäder in den Gymnasien führen zu dürfen, wie wir dies z. B.
von Galen wissen. Ausser diesen Beamten waren noch eine Menge
von Aufwärtern, meistens aus Sklaven bestehend, in den Bädern,

z. B. diejenigen, die die Kleider bewachten, Ofenheizer, Bad-
bereiter, die, welche kaltes oder warmes Wasser über den Körper
schütteten etc. Neben diesen grossen Luxus- und Vergnügungs-
badanstalten entstanden Volksbäder, von denen Rom zur Zeit,
als Constantin seine Residenz nach Byzanz verlegte, 856 besass,
und in denen meist unentgeltlich gebadet werden konnte. In
anderen Bädern kostete ein Bad für Männer einen Quadrans —
das waren ungefähr 5 Pfennige, die der Badewärter in Büchsen
sammelte —, während Frauen mehr zu zahlen hatten und Kinder
stets frei waren. Kein Volk des Altertums oder der Neuzeit
badete mit solcher Leidenschaft wie die Römer; kein Volk hat
so Grosses geschaffen und gebaut, um diese Leidenschaft zu befriedigen. Rom verbrauchte damals täglich etwa 750 Millionen
Liter Wasser in seinen Thermen und kleineren Bädern.

Von Rom verpflanzte sich der Badegebrauch in die Provinzen. In den Städten, Dörfern und Kastellen, in den Herbergen
an den römischen Heerstrassen, sowie in den Landhäusern vor-
nehmer Römer war die Anlage von Thermen und Bädern, sowie
die Beschaffung guten Wassers stets eine der ersten Aufgaben.
So erzählt der jüngere Plinius, dass in einem Dorfe nahe bei
seinem Landgute drei öffentliche Bäder gewesen, und er sah es
als eine grosse Bequemlichkeit an, für den Fall unerwarteter Ankunft oder kurzen Aufenthaltes, der für die Bereitung eigener
Bäder keine Zeit liess, jene benützen zu können. Es scheint
sogar rechtskräftig gewesen zu sein, wie wir aus einer Stelle bei
Ulpian ersehen, dass man nämlich auf einem gemieteten Landgute wenigstens ein Dunstbad von dem Eigentümer fordern konnte.
Sogar die auf den Grenzen in Garnison liegenden römischen
Legionen konnten Bäder und Gymnasien nicht entbehren. Dies
beweisen höchst merkwürdige Funde auf dem Hadrianswall, der
gegen die Germanen aufgeführt worden war. Bei dieser im
römischen Reich allgemein verbreiteten Wertschätzung der Bäder
kann man sich nicht wundern, dass auch an solchen Orten, die
warme oder kalte Quellen enthielten, Thermen erstanden. Die
warmen Quellen wurden aus Mangel an physikalischen Kennt-

nissen sogar als übernatürliche Ereignisse angestaunt, als heilig
angesehen und für göttlichen Ursprungs gehalten. Um sie benützen zu können, legte man Thermen an. Diesen Orten legten
sie den Namen aquae bei, so z. B. Aquae Albulae, Aquae Calidae
(Bagnoles und Vichy), Aquae Sextiae (Aix), Aquae Panoniae (Baden
bei Wien), Aquae Aureliae (Baden-Baden), Aquae Mattiacae (Wiesbaden), Aquae Grani (Aachen) u. a. Die Zahl der im Römer-
reich bekannten Heilbäder betrug etwa 80. Alle diese Bäder
und Quellen kannten und benutzten die Römer, der berühmteste
römische Badeort war jedoch Bajae (früher Aquae Cumanae) am
Golfe von Neapel, das alle Kaiser in seinen Mauern sah, und
dessen Inschrift lautete: „Qui curat non curatur"; der hier aus
der Erde dringende heisse Schwefeldampf wurde durch Röhren
in die Badezellen geleitet und zu Dampfbädern benutzt. Bajae
besass ausserdem auch Schwefelquellen und zwar in so reichem
Masse, dass sich kein anderes Bad mit ihm messen konnte. Das
weisslich-trübe Wasser war an manchen Stellen so heiss, dass
man bequem darin Fische sieden konnte. Ursprünglich nur
Krankenbad, nahm sein Besuch zum Zwecke des Vergnügens,
des Genusses, und weil es Modebad geworden war, bald zu, ja
derart überhand, dass Seneka, Cicero u. a. den reizenden Ort
einen Sitz der Ueppigkeit und eine Herberge des Lasters nannten.
Das fröhliche Treiben in Bajae überdauerte die Macht- und Glanz-
periode des römischen Kaiserreichs, ja bis über das Mittelalter
hinaus sind die Bäder von Bajae besucht worden. Heute dagegen bezeugen nur Trümmerhaufen die Stätten, wo Bajae mit
seinen prächtigen Bädern und Villen gestanden hat: der einst so
belebte Hafen ist versandet, die Umgegend verödet und versumpft,
das Ganze eine Brutstätte der Malaria geworden.

Das Baumaterial, das die Römer bei den Anlagen der Thermen
benutzten, zeugt von den grossen Kenntnissen, die sie im Bauwesen
hatten. Die Infiltration der Mauern und die Korrosion der Ober-
flächen, zwei in den Bädern immer zu bekämpfende Feinde,
nötigten zu besonderen Massregeln. Deshalb machten sie die
Mauern kompakt und undurchdringlich. Dies geschah durch

umsichtige Benutzung solcher Materialien, welche dazu dienen, die Bildung sehr beständiger erdiger Hydrosilikate zu beschleunigen. Sie bedeckten die Mauern mit einem ununterbrochenen Ueberzuge. Es ist bekannt, mit welcher Geschicklichkeit sie diese Bedeckung anlegten und sie entweder mit Marmorplatten oder kompakten zusammengefügten Steinplatten durch Krampen und Klammern aus starker Bronze, welche wie doppelte T eng aneinander hingen, verbanden.

Bei der Anwendung der Massive und Böden aus wasserdichtem Grundpflaster bewahrten sie in ihrer Bauart eine hervorragende Zweckmässigkeit. Man ist von Bewunderung ergriffen, wenn man sieht, mit welcher tiefen Kenntnis der Materialien sie die Zusammensetzung ihrer Mörtel abzuändern wussten, um die Infiltration des Innern und die Anfressung der Oberfläche zu verhüten. In der Subkonstruktion der gallorömischen Thermen zu Lukon hat man davon ein auffallendes Beispiel. In den Aristokratenpiscinen ruhten die Decken oder Bekleidungen von St. Beater weissem Marmor auf einer 12—15 cm dicken Schicht von feinem, grauweissem, sehr dichtem konservierten Mörtel, der Feldspatkristalle enthielt. Die Bauart aller dieser römischen Thermen war nicht gleich, wie aus den Ruinen zu ersehen ist. Indes waren sie alle mit einer hohen im Viereck gebauten Mauer umgeben, worin zwei kreisförmige konzentrische Mauern drei verschiedene Abteilungen bildeten. Die äussere Abteilung war zu manigfaltigen Leibesübungen, die mittlere zu Spaziergängen bestimmt und in der inneren stand das eigentliche Thermengebäude, welches mehrere Eingänge hatte. Der nach der Mittagsseite zu gelegene Eingang hiess Theatridium; hier waren Stufen, auf denen das Volk, insbesondere die Patrizier, sitzend den Spielen und Uebungen zusahen. Diese Stufen gingen um das ganze Gebäude herum, so dass man von ihnen zur Salbstube, zum Conisterium, zu den Bädern, zur Palästra gelangen konnte. Meistens führte ein Säulengang zum Sphaeristerium (Ballspielplatz). Die gegen Norden liegende Seite der Thermen war zum Aufenthalt der Philosophen, Gelehrten und Künstler aller Art bestimmt. Hier

herrschte heilige Stille, hier waren schattige Plätze, Terrassen,
Galerien, Springbrunnen etc. In dieser Abteilung der Thermen
trafen alle diejenigen zusammen, die geistige Genüsse liebten.
Hier unterhielten sich Gelehrte, lasen und arbeiteten, hier dekla-
mierten Dichter ihre Poeme und quälten, wie Juvenal in seiner
ersten Satyre versichert, oft unbarmherzig die Ohren der An-
wesenden. Von hier konnte man auch durch die Platanenallee
zur piscina (Schwimmteich), zu den Gesellschaftssälen der Jugend,
zu den Erfrischungszimmern und zu den Bädern gelangen. Die
Seiten der Thermen, die gegen Morgen und Abend lagen, waren
hauptsächlich zu gymnastischen Leibesübungen bestimmt. Man
fand daselbst grosse freie Plätze, im Halbzirkel gebaute Amphi-
theater für Zuschauer und die für die Athleten bestimmten Säle
und Säulengänge. Was die innere Einrichtung der römischen
Badeanstalten betrifft, so bestand das regelmässige Bad, von dem
sehr richtigen Grundsatz ausgehend, dass die Differenzierungen
der Wärmetemperatur nur in allmähliger Stufenfolge dem Organismus dienlich seien, aus vier Abteilungen: dem Aufenthalt in
erwärmter Luft, dem warmen Wasserbade, dem kalten Wasserbade und der Abreibung. Diese vier Badeformen erfordern mindestens drei Räume: für die dem Wasserbade vorangehende Erwärmung des Körpers das Tepidarium, für das warme Wasserbad
das Caldarium und für das kalte Wasserbad das Frigidarium;
letzteres diente als Aus- und Ankleideraum für diejenigen, denen
es hier nicht zu kalt war, während kranke und empfindliche
Personen, welche die Kleider im Warmen ab- und anlegen wollten,
das Tepidarium hierzu benutzten, in dem man sich auch abreiben
lassen konnte. Bei grösseren Anlagen trat hierzu ein besonderer
Aus- und Ankleideraum, das Apodyterium, und ein weiterer Raum
für die Abreibung (Unctorium). Beide Räume, namentlich der
Abreiberaum, wurden auch für die Palaestra benutzt, um sich in
ersterem für die gymnastischen Uebungen vorzubereiten und in
letzterem nach deren Beendigung mittels des Schabeisens Oel
und Staub vom Körper zu entfernen. Als eine nicht unmittelbar
zum gewöhnlichen Bad erforderliche Einrichtung ist das Laconicum

zu betrachten. Dies ist das heisse Schwitzbad, das namentlich in der späteren Zeit vielfach allein oder nur in Verbindung mit einem darauf folgenden kalten Wasserbade benutzt wurde. Für das heisse Schwitzbad (auch Sudatorium genannt) waren öfter mehrere Kammern mit allmählich steigenden Wärmegraden vorhanden (Fig. 1)*). — Unter den Badezimmern war ein Gewölbe, das Hypokaustum hiess. Die zum eigentlichen Bade bestimmten Räume waren meist doppelt vorhanden und in eine Männer- und Frauenabteilung geschieden; doch fand sich auch an kleinen Orten die Einrichtung, dass beide Geschlechter dieselben Baderäume zu verschiedenen Stunden benutzten. So schreibt die lex metalli Vipascensis den Frauen das Baden in der Zeit von Sonnenaufgang bis zur siebenten Stunde, den Männern von der achten Stunde des Tages bis zur zweiten Stunde der Nacht vor. Unter den späteren Kaisern wurde jedoch auch bei Nacht gebadet; Alexander Sergius stiftete hierfür einen Fond, aus dem Beleuchtung bezahlt wurde. Kaiser Tacitus schaffte später aus Furcht vor nächtlichen Zusammenrottungen diese Unsitte wieder ab. Die Beleuchtung selbst geschah mittels Oellampen oder Talglichtern. Die frühere strenge römische Sitte gestattete weder dem Vater mit dem Sohne, noch dem Schwiegervater mit dem Schwiegersohne zu baden. Für Frauen galt es anfänglich überhaupt nicht für anständig, öffentliche Bäder zu besuchen. Doch schon in der letzten Zeit der Republik schwinden die strengen Sitten, und der Besuch der Bäder seitens der Frauen nahm mehr und mehr zu. Mit der Einführung der griechischen Palästra, die wesentlich dazu beitrug, das Schamgefühl zu ersticken, boten die Thermen Gelegenheit zu Ausschweifungen aller Art. Die Frauen liessen sich im Bade nicht nur vielfach von männlichen Sklaven bedienen, sondern sie badeten auch gemeinschaftlich mit Männern.

---

*) Diese sowie eine Anzahl der folgenden Abbildungen, deren Aufnahme an dieser Stelle durch das liebenswürdige Entgegenkommen der Verlagshandlung Arnold Bergsträsser möglich war, stammen aus dem Werke von Felix Genzmer, Bade- und Schwimmanstalten, Stuttgart 1899, das auch textlich in vieler Beziehung als Unterlage diente.

Trotz wiederholter kaiserlicher Gesetze hielten sich diese mixta balnea bis tief in die christliche Zeitrechnung hinein.

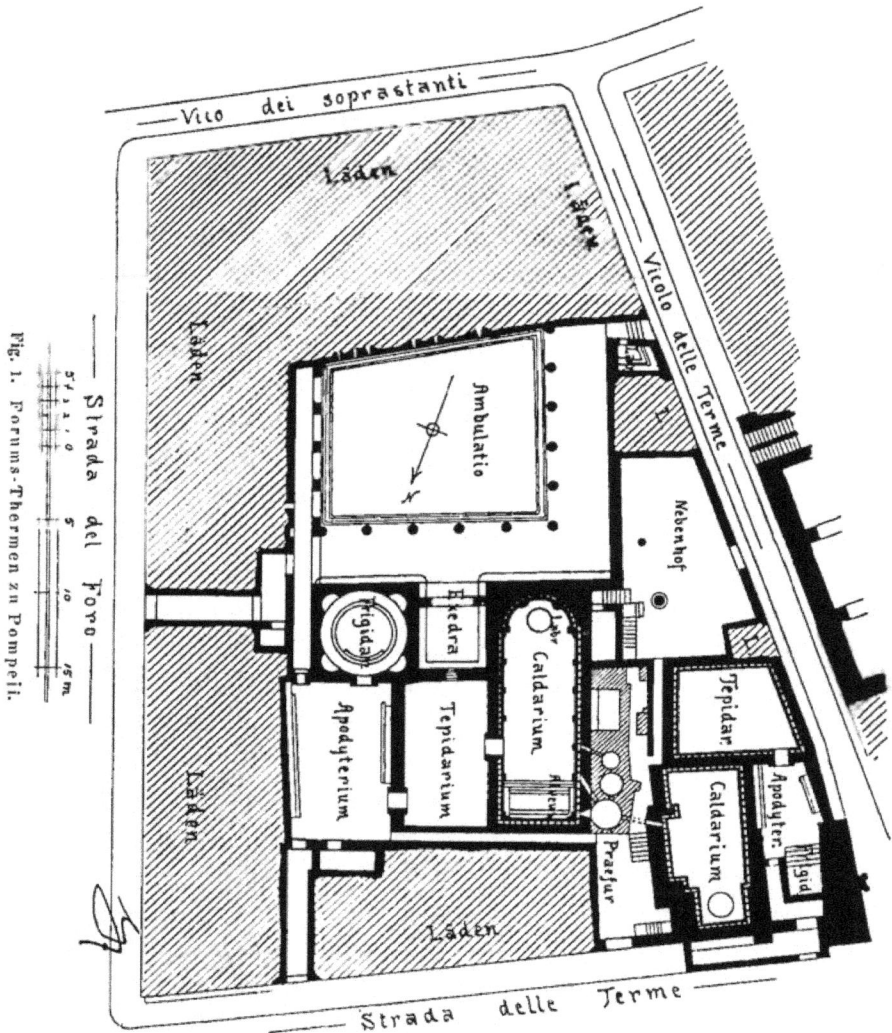

Fig. 1. Forums-Thermen zu Pompeii.

Bei den Bädern mit getrennten Räumen für Männer und Frauen befand sich gewöhnlich die Heizanlage, das Hypokaustum, in der Mitte; sie bestand aus dem Ofen, vor dem die Kammer zum Heizen liegt. An den Ofen schliessen sich zu beiden Seiten

die Caldarien an, dann folgen die Tepidarien und schliesslich am
weitesten aussen die Frigidarien. Mit zunehmender Entfernung
vom Feuer vermindert sich die Wärme, die den Caldarien und
Tepidarien durch die unter ihren Fussböden angeordneten Hohl-
räume, suspensurae, zugeführt wird. Das Hypokaustum war in
römischen Privathäusern gewöhnlich zu einem doppelten Zweck
bestimmt, zuerst um das Dunstbad zu heizen, und zweitens, um
bei kalter Witterung die verschiedenen Zimmer des Hauses zu
erwärmen; letzteres war vornehmlich bei den Villen der Fall,
die ausserhalb der Stadt auf Anhöhen lagen und mehr der Kälte
ausgesetzt waren. Alsdann liefen viereckige thonerne Röhren
aus dem Hypokaustum durch die Mauer hinauf und zirkulierten
durch das ganze Gebäude. In jedem Zimmer öffnete sich eine
solche Röhre, die man aber nach Belieben verschliessen konnte.
Die hervorstehende Oeffnung hatte gewöhnlich eine zierliche Gestalt, z. B. die eines Löwenkopfes, eines Delphines etc. Auf diese
Weise wurde durch das Hypokaustum das ganze Gebäude erwärmt und das über dem Hypokaustum liegende gewölbte Zimmer
diente zum Dunstbade. Die obere Decke des Hypokaustum
bestand aus sehr dicken Ziegelsteinen, die ohne Kalk und nur
mit Lehm zusammengefügt waren. Auf diesen Ziegelsteinen lag
ein mehr oder weniger dicker Betonestrich, über dem ein Mosaik-
oder Marmorplattenbelag den Fussboden der Cella bildete. Pfeiler
von Ziegelsteinen unterstützten die Decke, die gleichfalls ohne
Kalk verfertigt waren, um bei der grossen Hitze besser zusammen
zu halten. In den Ofen des Hypokaustum wurde durch eine viereckige Oeffnung eine hinreichende Menge Kohlen geworfen, durch
deren Glut das Badezimmer und auch auf die oben beschriebene
Weise das ganze Gebäude erwärmt wurde. Um die Hitze zu ver-
mehren und anhaltender zu machen, legte man auch nach Vitruv
metallene Kugeln zwischen die Kohlen. Die Einrichtung zum
Erwärmen des Wassers bestand meistens aus drei stufenweise
über dem Hauptofen aufgestellten zylindrischen Wasserkesseln.
Der der Feuerung zunächst stehende enthielt, wie es in der Natur
der Sache lag, heisses Wasser; die Dämpfe dieses heissen Wassers

erwärmten den zweiten darüber befindlichen Kessel hinlänglich, um das Wasser darin lauwarm zu erhalten, und etwas höher stand der dritte Kessel mit kaltem Wasser, aus dem man durch einen einfachen Mechanismus die unteren Gefässe wieder anfüllte, wenn das Wasser darin verbraucht worden war. Auf diese Weise konnte den verschiedenen Baderäumen Wasser von dem für sie entsprechenden Wärmegrad zugeführt werden.

Um ein Bad zu nehmen betrat man zuerst das Tepidarium, entkleidete sich hier, falls man dies nicht etwa schon im Frigidarium oder in einem Apodyterium gethan hatte. Gewöhnlich war es von achteckiger Form, sehr geräumig, hell und zuweilen mit prächtigen Säulengängen geziert. In diesem mit reichlicher Gelegenheit zum Sitzen ausgestatteten Raume setzte man sich zunächst um zu schwitzen, liess sich abreiben und salben! Vom Tepidarium begab man sich in das Caldarium, das eine oder mehrere Wannen für das Wasserbad enthielt. In älterer Zeit nahm man letzteres in einer zuweilen für eine Person, zuweilen für mehrere Personen bestimmten Wanne. Erst später kam das warme Schwimmbecken in Gebrauch, das öfter in einem besonderen Raum untergebracht war. Zuweilen waren im Caldarium, das immer einen grossen Raum darstellte, Abstufungen, deren einige von der Sonne beschienen werden konnten. Die Wanne, die von geschmackvoller Form und in grossen Thermen von Porphyr, Basalt oder einer anderen kostbaren Steinart waren, befanden sich auf der einen Seite des Caldariums, während auf der anderen, oft mit einer Nische geschlossenen Seite ein erhöhtes rundes Becken war, das zu kalten Uebergiessungen diente. Man verwandte hierzu ein flaches Gefäss mit einem Stiel, mittels dessen man das Wasser aus dem Becken schöpfte.

Die Wannen nannte man Baptisteria; in diesen Baptisteria wurden auch die neugeborenen Kinder gewaschen. Dem Macrobius zufolge geschah dies am achten Tage nach der Geburt mit den Mädchen und am neunten mit den Knaben. Diesen Tag nannte man dies lustricus und gab gewöhnlich an ihm dem Kinde einen Namen. Zur Erwärmung oder auch zur Warmhaltung des Wassers in der Wanne hatte man zuweilen eine eigentümliche Einrichtung. Sie bestand darin, dass sich an die Wanne eine in der Mauer liegende Höhlung anschloss, deren Boden vermutlich nur aus einer dünnen Metallplatte bestand, so dass die unter ihr hindurchführende Wasserleitung auch das diese Höhlung füllende Wasser der Wanne stets aufs neue erwärmte. Diese Einrichtung findet sich z. B. im Caldarium der Frauenabteilung in den grösseren Thermen zu Pompeji. Auch ein brauner Ofen, der von der Form des römischen Meilenzeigers den Namen Miliarium hat, und in dem das Wasser durch Röhren sich um die Feuerung zog, diente dem gleichen Zweck.

Das Frigidarium enthielt ein Becken (piscina) für das kalte Bad. In grösseren Thermen waren oft deren mehrere vorhanden. Wenn das Wasser hier in der geschlossenen Halle zu kalt war, konnte man das kalte Bad in der allgemeinen Piscina der Palästra nehmen, die unter freiem Himmel lag und von der Sonne erwärmt war. Nach beendetem kalten Bade wurde der Körper in eine Decke gehüllt, mit leinenen, leicht gewebten Tüchern abgetrocknet und dann mit der Abreibung und dem Einsalben begonnen. Auch vor dem warmen Bade wurden, wie erwähnt, Abreibung und Einölung vorgenommen. Das Oel wurde aus dazu bestimmten Fläschchen von Glas, Elfenbein oder Horn tropfenweise herausgegossen. Einige liessen sich statt des Salbens striegeln. Es wurde hierzu eine Striegel von Eisen oder bei Vornehmeren von Silber, Gold oder Elfenbein benutzt. Um die Wirkung sanfter zu machen, bestrich man sie mit Oel, denn vom häufigen Gebrauche dieser Striegel wurde die Haut verhärtet, wund oder mit einer Art Ausschlag behaftet, wie dies beim Kaiser Nero der Fall war. Sueton erzählt nämlich von ihm, dass er Verhornungen auf der Brust und allerhand Verunreinigungen der Haut vom vielen Striegeln herrührend gehabt habe. Bei Kranken und schwächlichen Personen wurde statt der Striegel ein Schwamm gebraucht. Strigilis, Oelflaschen, Salbenbüchse, Kamm und Nadeln, in einem Kästchen vereinigt oder an einem leicht zu öffnendem Ringe hängend, bildeten das Badezeug der

Römer, wie wir aus einem völlig erhaltenen pompejanischen Funde ersehen haben.

Noch ist das heisse Schwitzbad zu erwähnen, das in Rom durch Agrippa in Mode kam. Während das laue Schwitzbad im Tepidarium eine Stärkung und Erholung war, war das heisse Schwitzbad eine angreifende Kur, durch die man die Folgen übermässiger Tafelgenüsse zu überwinden suchte. Der diesem Bade dienende Raum Laconicum lag meist neben dem Tepidarium oder dem Caldarium. Nach Vitruvs Vorschrift war er von kreisförmigem Grundriss mit halbkugelförmigem Gewölbe. In ihm war, wie der jüngere Plinius an Gallus berichtet, ein kleines Fenster, welches man öffnete, wenn die Hitze zu sehr zunahm. Nach anderen Nachrichten soll oben an der Wölbung unter einem runden Deckenlicht eine Art von metallener an einer Kette befestigter Scheibe gewesen sein, durch deren Oeffnen man frische Luft erhalten konnte.

Die Reihe der grossen Thermenbauten in Rom eröffnete M. Agrippa mit den nach ihm genannten Thermen des Agrippa, die er in seinem 3. Konsulatjahre 25 v. Chr. errichten liess. Ihnen verdankt das weltberühmte Pantheon seine Entstehung. Ursprünglich als Laconicium gedacht, entschloss sich Agrippa, den herrlich gelungenen und für den Gebrauch der Menschen zu schönen Bau „Allen Göttern" als „Pantheon" zu weihen. Granitsäulen mit ehernen Kapitälen trugen hier den mit vergoldeten Bronceziegeln gedeckten Kuppelbau und der Dachstuhl ruhte auf Trägern aus vergoldetem Erze. Durch eine in der oberen Kuppelöffnung angebrachte Bronceplatte von 9 m Durchmesser sollte die Temperatur des Badesaales reguliert werden. Sein Bad war das erste Roms mit Schwitzbad und Luftheizung, er nannte es geradezu „lakonisches Gymnasium". An der Seite von Agrippas Anlage errichtete Nero seine Thermen mit höchster Pracht, über welche Martial begeistert ausruft: „Was ist schlechter wohl als Nero, und was schöner als Neros warme Bäder?" Jeder folgende Kaiser ehrte seinen Namen durch neue Thermenbauten oder wenigstens durch Verschönerung und Vergrösserung schon

bestehender, und immer prunkvollere, immer gigantischere Anlagen erstanden.

Das Parterre der — teilweise auf den Resten von Neros
„goldenem Hause" aufgeführten — Titusthermen enthielt über

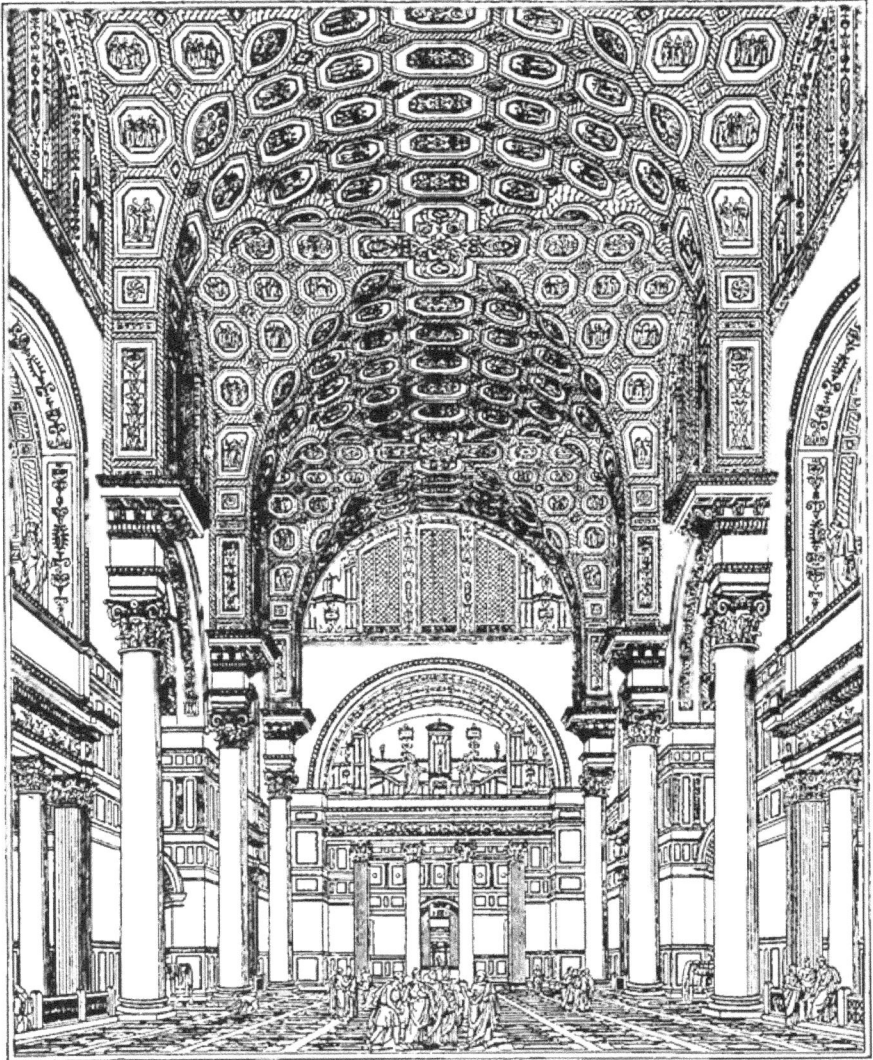

Fig. 2. Thermen des Caracalla zu Rom (Tepidarium).

100 Baderäume und ein Riesenwasserbehälter speiste deren Bäder.
An diese Thermen fügte Trajan ausgedehnte Frauenthermen durch
den Baumeister Apollodorus.

Im Jahre 216 n. Chr. erstanden die Thermen des Caracalla,
die an Grösse nur von den Thermen des Diokletian, an Schönheit und Pracht aber von keiner Badeanlage der Welt übertroffen
worden sind. (Fig. 2.)

Alexander Severus fügte den Säulenumgang hinzu, mit dem
sie eine Fläche von 124,149 qm bedeckten. 2300 Personen
konnten hier gleichzeitig baden; 1600 Badesessel aus poliertem
Marmor gehörten zu ihrer Einrichtung. Ihr zweigeschössiger
Frontbau enthielt Einzelbäder für Frauen. Das Gewölbe ihres
Tepidariums ward durch Vermittlung ehener Gitterbalken von
14 m hohen Granitsäulen getragen. Der Plan der Caracallathermen
zeigt in typischer Form die geschickte Raumverteilung in ihrer
labyrinthischen Kolossalität, er zeigt die charakteristische, annähernd quadratische Grundform mit ihren drei baulichen Abteilungen; der äusseren mit den Räumen eines Gymnasiums,
den Portiken, Exedren und Sälen für Unterhaltung, akademische
Vorlesungen und Diskussionen, der mittleren mit Plätzen,
Spaziergängen, Parkanlagen oder Alleen, der inneren, dem
Kernbau, mit den eigentlichen Baderäumen in mannigfaltigster
Kombination und Entwicklung.

Von den übrigen grossen Thermenbauten Roms, deren Ruinen
mehr oder weniger erhalten sind, sind zu nennen die Thermen
des Titus, des Diocletian, des Constantin, die sämtlich Anlagen
von höchster Vollkommenheit und Pracht darstellten.

Ueberhaupt herrschte zur Zeit der Cäsaren der ausschwei-
fendste Luxus in den Bädern. Seneka sagt darüber bei Gegenüberstellung der Sitten seiner Zeitgenossen zu denen der Vorzeit
folgendes: „Jetzt dünkt man sich arm und gering zu sein, wenn
nicht an den Wänden der Bäder grosse, kostbare Marmortafeln
glänzen, wenn nicht zwischen dem alexandrinischen Marmor ge-
malte numidische Steine stehen, wenn nicht dieser Marmor mit
Kunst so gesetzt ist, dass man wahre Gemälde zu sehen glauben

sollte, wenn nicht ganze Gemächer mit Glas ausgelegt sind, wenn nicht Steine von Thasus, die man ehedem nur selten in den Tempeln sah, unsere Teiche umschliessen, in denen wir unsern durch vieles Schwitzen entkräfteten Körper waschen, und wenn nicht das Wasser aus silbernen Hähnen läuft!" Kaligula liess sogar ein grosses Schiff von Cedernholz bauen, das neben Galerien und Gärten, neben Sälen und zahllosen Gemächern eine Reihe der verschiedenartigsten Bäder enthielt.

Dass der Luxus in der Ausstattung der römischen Bäder alles übersteigt, was selbst die reichste Vorstellung sich ausmalen kann, das lehren die Ueberlieferungen der römischen Klassiker wie die Kunstwerke, die noch auf unsere Zeiten gekommen sind. Mit den herrlichsten Reliefdarstellungen geschmückte Wannen aus Marmor, Basalt, Porphyr, Fussböden aus Mosaik, vergoldete Arabesken, hervorragende enkaustische Gemälde, Meisterwerke der Skulptur und vieles andere schmückten diese Räume. (Fig. 3.)

Der Uebermut stieg zur Zeit des älteren Plinius so hoch, dass seiner Versicherung zufolge manche Damen keine Badezimmer betreten wollten, die nicht mit Silber ausgelegt waren. Alle Gerätschaften waren aus den kostbarsten Stoffen; so bestanden z. B. die Giesskannen, worin man Wasser holen oder aus denen man sich von dazu bestimmten Aufwärtern überschütten liess, aus Gold, Silber oder korinthischem Erze und stachen sehr von den Muscheln, irdenen Gefässen und ausgehöhlten Kürbissen, die man in den Zeiten der republikanischen Einfachheit gebraucht hatte, ab. Heliogabal liess die Bäder des Nachts durch prächtige Lampen erleuchten; die verschiedenen Badezimmer erhielten grosse durchsichtige Fenster, die man so anlegte, dass sie die Sonnenstrahlen aufsaugen konnten. Auch hatten die meisten Badeanstalten Einrichtungen zum Gebrauch von Sonnenbädern; diese Art zu baden haben die Römer von den Griechen gelernt. Letztere setzten sich auf den Söller ihrer Häuser, auf dem platten Dache, nackt den Strahlen der Sonne aus und zwar sowohl gesalbt wie ungesalbt. Diese Sonnenbäder wurden gleich wie die Sandbäder als diätetische wie als Heil-

mittel angewandt.   Auch auf die Lage und Umgebung nahm
man bei der Einrichtung von Bädern Rücksicht. So lag in den
öffentlichen Thermen die Piscina dicht vor den Fenstern und in

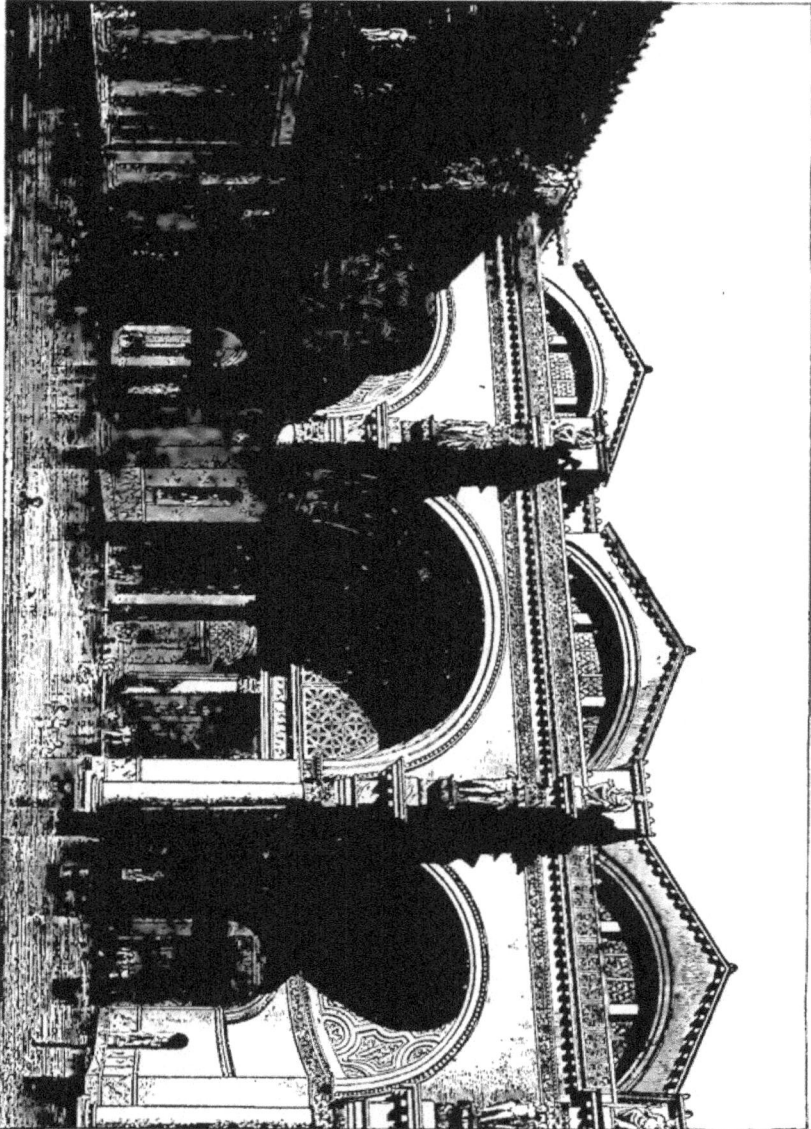

Fig. 3. Thermen des Caracalla zu Rom (Frigidarium).

den Bädern, die der jüngere Plinius in seiner Villa Laurentina hatte, konnte man aus dem zum warmen Bade bestimmten Gemach eine Aussicht herrlichster Art auf das Meer geniessen.

Die Zwecke der Alten bei dem häufigen Gebrauche der Bäder waren mannigfacher Art. Zuvörderst waren sie aus Reinlichkeitsgründen ihnen unentbehrlich. Die Alten trugen bekanntlich keine Hemden. Vornehme, die viele Kleider hatten und dieselben häufig wechseln konnten, litten darunter weniger wie die ärmere Bevölkerung. Ueberdies gingen die Alten meist zu Fuss, und hatten als Schutz für ihre Füsse nur Sandalen. Daher war es allgemeiner Brauch im Altertum, Gästen bei ihrer Ankunft Wasser zum Waschen der Füsse zu reichen. Gewöhnlich wurde aber fremden, besonders vornehmen Personen, die von einer Reise kamen, ein Bad zur Reinigung bereitet, und es galt für einen Mann von besserer Lebensart und guten Sitten für unanständig, ohne ein Bad genommen zu haben, die Gesellschaft aufzusuchen. Ferner badete und salbte man sich vor den Mahlzeiten, deswegen waren auch in den Palästen der Reichen die Badezimmer dicht beim Speisesaale. In den Privatbädern richtete man sich hinsichtlich der Zeit, in der man badete, nach Lust und Geschmack, in den öffentlichen hingegen musste man sich zu einer bestimmten Stunde, die durch ein Glockenzeichen angekündigt wurde, einstellen; wer zu spät kam, lief Gefahr nur kaltes Wasser zum Baden zu erhalten. Seitdem Kaiser Alexander Severus die Erlaubnis gegeben, badete man während der schwülen Sommerszeit auch in der Nacht in den öffentlichen Bädern. Schwächliche und kranke Individuen pflegten vor der bestimmten Zeit die ihnen von den Aerzten vorgeschriebenen Bäder, Abreibungen und Leibesübungen zu nehmen. Bei grossen öffentlichen Unglücksfällen wurde der Gebrauch der Bäder zuweilen auf eine Zeitlang als Ausdruck der Volkstrauer untersagt. Nach jeder körperlichen Ermüdung durch Arbeiten und Leibesübungen wurde ein Bad genommen, selbst psychische Depressionen suchte man durch Bäder zu mildern. Homer erzählt schon, dass die Zauberin Circe den Odysseus hiedurch aufzuheitern versucht habe. In demselben Sinne empfahlen sie Hippokrates und Galen.

Ferner wurden Bäder im Altertum vornehmlich des Vergnügens wegen genommen. Das Gefühl von Behaglichkeit und Erfrischung, das sie verschaffen, entging der scharfen Beobachtungsgabe der Alten nicht, und die günstige Einwirkung, die hiedurch auf die Gemütssphäre zu stande kommt, war ihnen ein Sporn zur systematischen Anwendung derselben. Homer zählt bereits die Bäder im VIII. Buch der Odyssee zu den Ergötzungen. Vornehme Römer hatten geschmackvoll und elegant eingerichtete Bäder, um das Vergnügen des Badens besser geniessen zu können. Mannigfache Stellen bei Plinius und anderen Autoren zeugen von der Wertschätzung der Bäder nach dieser Richtung hin. Während man jedoch in den ersten Zeiten der Republik nur so oft badete, als es die Reinlichkeit und Gesundheit erforderten, wurde, als das römische Volk unter den Cäsaren in Weichlichkeit und Schwelgerei versunken war, der Gebrauch der Bäder ein massloser und eine Begleiterscheinung der zeitgenössischen Ausschweifungen. Während man in der republikanischen Zeit in einfacher, naturgemässer Lebensart arbeitete und zwar in harter Arbeit selbst die Felder bestellte, überliessen die entarteten Nachkommen diese Thätigkeit ihren Sklaven, um selbst ein müssiges, weichliches Leben zu führen. In dem Bestreben, die Zeit auf jede Weise totzuschlagen, wurden die Bäder zum Gegenstand des Zeitvertreibes. So wie man die Tempel der Götter besuchte, seine Gönner in den mit Büsten und Statuen der Vorfahren prunkenden Vorsälen erwartete, auf dem Forum den gerichtlichen Verhandlungen beiwohnte, so ging man auch aus lauter Müssigkeitsdrang in die Bäder und öffentlichen Thermen. Prasser und Schlemmer missbrauchten die Bäder auf eine andere Weise. So wie es eine Zeit lang Sitte war, durch Brech- und Abführmittel die überfüllten Verdauungsorgane wieder leer zu machen, um von neuem sich den Schwelgereien hingeben zu können, war es Mode in Rom, durch heftiges Schwitzen in den Bädern dies zu bewirken. Der ältere Plinius rechnet diesen Gebrauch unter diejenigen, die zum Verfall des Staates mitgewirkt haben. Selbst Gastereien üppigster Art wurden in den Bädern veranstaltet und von hier zur weiteren Folgeerscheinung, der der sexuellen Ausschweifungen, wie sie in dem gemeinschaftlichen Baden beider Geschlechter sowie in der Bedienung von verschiedenem Geschlechte des Badenden sich kennzeichneten, war kein weiter Schritt! Schamlosigkeit und Sinneslust triumphierten und feierten ihre Orgien unter dem Schutz der Gesetze!

Da die Weichlinge Roms auf eine feine, weisse und weiche Haut einen grossen Wert legten, so suchten sie diese durch Bäder und allerhand mit dem Baden verbundenen Künsteleien und Raffinements zu erwerben und die erworbene zu erhalten. Zu diesem Zwecke war ihnen das krystallhelle, durch Aquädukte fortgeleitete Wasser zu schwach. Einige gebrauchten statt dessen Fluss- oder Regenwasser; Kaiser Nero liess mit grossen Unkosten Seewasser für seine Bäder herbeischaffen. Seine Gemahlin Poppäa trieb den Uebermut so weit, dass sie sich in Milch von Eselinnen badete und wenn sie auf Reisen war, fünfhundert Tiere deshalb nachtreiben liess. Der sinnliche Luxus stieg so weit, dass das Badewasser häufig mit wohlriechenden Stoffen geschwängert wurde. Heliogabal liess zum Beispiel Safran und wohlriechende Parfüms dem Badewasser beimischen. So gebrauchte man statt des gewöhnlichen Oeles dasjenige von Rosen, Safran, Pappelnblüten und anderen wohlriechenden Pflanzen; auch Salben mancherlei Art, wie von Myrrhe, Lavendeln etc. dienten dem gleichen Zwecke. Diese kosmetischen Spielereien erstreckten sich auch auf die Pflege der Nägel, der Haare und alles Uebrige.

Der wichtigste Zweck jedoch der Bäder im Altertum war hygienischer Natur; das auf Grund eingehender Vorschriften angeordnete und mit Friktionen und Leibesübungen verbundene Baden machte bei den Alten den vorzüglichsten Teil der ärztlichen Behandlung aus. In prophylaktischer wie therapeutischer Hinsicht spielten die Bäder eine massgebende Rolle und nahmen in den physikalisch-diätetischen Behandlungsmethoden der Alten einen breiten Raum ein. Die ersten zusammenhängenden diäte-

tischen Systeme findet man in den Hippokratischen Schriften;
ihre allgemeinen Grundsätze, dass jede plötzliche Veränderung
für den menschlichen Körper schädlich sei, und dass man deswegen nur allmählich von einer Lebensweise und von jeder Gewohnheit zu einer anderen übergehen dürfte, ferner dass eine gewisse Harmonie in allen zur Lebensordnung gehörigen Verhältnissen statthaben müsse und dass jede Unmässigkeit nachteilige
Folgen nach sich ziehe, wandten sie auch auf den Gebrauch der
Gesundheitsbäder an und gaben den Badenden die Vorschrift,
nur in allmählichen Nüancen von einer Wärmetemperatur zur
anderen überzugehen. Ausser diesen vortrefflichen, für das medi-
zinische Denken so folgereichen Grundsätzen scheinen sie freilich
auch zuweilen bei Bestimmung der Anwendung der Bäder die
von den Philosophen der damaligen Zeit aufgestellte Lehre von
den Elementen, den Elementarfeuchtigkeiten im menschlichen
Körper und ihre Veränderung bei Krankheiten zum Regulativ
genommen zu haben. Die vorzüglichsten der in den Hippokratischen Schriften enthaltenen Notizen bezüglich der Bäder
sind folgende: Die betreffenden Autoren bestimmen genau,
was im allgemeinen und in einzelnen Fällen vor und nach dem
Bade zu thun sei, die Zeit, welche man darin zu verweilen, wie
oft man Gebrauch davon machen dürfe. Sie zeigen die Fälle
an, in denen gewöhnliche Wasserbäder, in denen mineralische
oder medikamentöse Bäder vorzuziehen seien. Sie lehren, dass
man weder kurz vor, noch nach dem Essen und Trinken Bäder
nehmen und dass man den nassgewordenen Kopf mit einem
Schwamm trocknen solle. Sie setzen auseinander, wann kalte
und wann warme Bäder passend sind; vor dem Baden raten sie
im allgemeinen mässige Leibesübungen und mehr oder minder
starke Abreibungen mit oder ohne Oel.

Eingehende Beobachtungen über die Anwendung von Bädern
in krankhaften Anlagen wie in wirklichen Krankheitsfällen finden
wir weiterhin bei der Hippokratischen Schule. Fetten Individuen,
die magerer zu werden wünschen, ist das Baden nachteilig, starke
und vollblütige Personen dürfen täglich baden, schwächliche da-

gegen nur selten. Bei der Epilepsie, bei alten Geschwüren, bei bestimmten Fieberarten verwarfen sie Bäder ganz, bei Augenkrankheiten, bei Steinbeschwerden, bei eintägigem Fieber etc. empfehlen sie dieselben. Auch hinsichtlich der Temperatur des Wassers werden eine Reihe von Verordnungen getroffen. Sie verbieten zum Beispiel die warmen Bäder den Kindern, die kalten allen denen, die an Nervenkrankheiten und Kopfweh leiden. Hingegen empfehlen sie die kalten Bäder in gewissen Fällen von hitzigem und hektischem Fieber, von Gelbsucht etc. Mineralbäder wurden hauptsächlich bei Wassersüchtigen angewandt. Welchen Wert man bei den Griechen der richtigen Anwendung der Bäder in Krankheiten beimass, mag daraus erhellen, dass die Verfasser der Hippokratischen Schriften es für besser hielten, sie gar nicht, als zweckwidrig zu gebrauchen und zwar aus Furcht, die krankhaften Erscheinungen zu steigern, statt sie zu vermindern.

Von den Griechen gingen die Begriffe von dem diätetischen und klinischen Nutzen der Bäder und der damit verbundenen Friktionen und Leibesübungen auf die Römer über. Besonders hat der in Rom praktizierende griechische Arzt Asklepiades zur richtigen Anwendung derselben viel beigetragen. Asklepiades scheint im ganzen die Vorschriften der älteren griechischen Aerzte in Hinsicht auf den diätetischen und klinischen Gebrauch der Bäder befolgt, sich aber doch nicht sklavisch daran gebunden zu haben. Er war nicht so ängstlich in ihrer Anwendung wie jene, berücksichtigte die schon stark im Aufblühen begriffene Verweichlichung seiner Zeit und verband neue diätetische Hilfsmittel mit ihnen; besonders scheint er der Anwendung der Friktionen eine grössere Ausdehnung und genauere Bestimmung gegeben zu haben. Celsus, der das Lehrsystem des Asklepiades teilweise auch zu dem seinigen machte, hat in einer auf uns gekommenen Schrift die Maximen seines Vorgängers hinsichtlich des Nutzens der Bäder, der Friktionen und Leibesübungen wiedergegeben. Ihm zufolge hat Asklepiades bei Behandlung der meisten Krankheiten Bäder und methodische Friktionen allen innerlich gegebenen Arzneien bei weitem vorgezogen.

Die verschiedenen medizinischen Schulen des Altertums
warfen diese Grundsätze teilweise wieder über den Haufen, immer
aber wieder kamen sie erneut in einzelnen Vertretern der ärztlichen Kunst zum Vorschein. So war es vor allem Aretäus von
Kappadokien, der in scharfer Beobachtung, gepaart mit selbständigem
Denken, eine Reihe von Indikationen für die verschiedenen Arten
von Bädern aufstellte. Er empfiehlt warme Bäder gegen die Me-
lancholie, Schwefelbäder gegen den Aussatz, der damals aus dem
Orient sich in ganz Italien verbreitet hatte. Bei starken Kopf-
schmerzen und Schwindel hält er das Begiessen des Kopfes mit
kaltem Wasser für nützlich; in hitzigen Fiebern trachtete er durch
warme Bäder die Krisen zu befördern. Ungefähr zu derselben
Zeit war in Rom ein ausübender Arzt, Namens Herodot, der vorzüglich Leibesübungen, Friktionen und Bäder empfahl. Oelbäder
und Seebäder fand er in einer Reihe von Krankheiten nützlich;
durch heisse Sandbäder suchte er Engbrüstige, Wassersüchtige
und Gichtiker zu heilen.

So wechselten im Laufe der Zeiten die Anschauungen, und
man hatte zur Zeit als Claudius Galenus von Pergamum nach Rom
kam, die erfahrungsmässigen Grundsätze des Hippokrates hinsichtlich des Gebrauches der Bäder fast ganz vergessen und man
behandelte, vom Sektengeist und der Modesucht verführt, die
Kranken ohne feste, aus der Erfahrung hergeleitete Regeln. Wie
damals, so hat man auch aus früheren Zeiten prägnante Beispiele,
dass die Herrschaft der Mode auf den Badegebrauch grossen
Einfluss hatte. So wurden z. B. die kalten Bäder allgemein
gepriesenes Modemittel, als durch sie Kaiser Augustus von
einem hartnäckigen Rheumatismus durch Antonius Musa geheilt
worden war, und sie verloren diesen Ruf wieder, als Marcellus,
der Sohn der Octavia, kurz nach Gebrauch derselben gestorben
war. Zur Zeit des Kaisers Nero waren ganz heisse Bäder Mode.
Häufig liess man sich mit kaltem Wasser begiessen, wenn man
diese Bäder verliess, und dies wurde wiederum derart übertrieben,
dass Kaiser Hadrian Verordnungen dagegen erliess.

Der grosse Arzt aus Pergamum, Galen, der die hippokratischen Erfahrungsregeln wieder in Erinnerung brachte, hat sich auch um den diätetischen und klinischen Gebrauch der Bäder und der damit verbundenen Friktionen und Leibesübungen ein unsterbliches Verdienst erworben. In der Diätetik nahm er keine allgemein gültigen Sätze an, sondern lehrte auf individuelle Verschiedenheiten, besonders in Hinsicht auf Alter, Klima, Gewohnheit und Temperament Rücksicht zu nehmen. Er hielt die Diätetik und vornehmlich den regelmässigen Gebrauch der Bäder und Uebungen sowohl zur Erhaltung der Gesundheit wie zur Verhütung und Heilung der Krankheiten für äusserst wichtig und trennte sie als eine eigene ärztliche Doktrin von der Gymnastik, zu der sie bis dahin gehört hatte. Galen liess die neugeborenen Kinder mit Salz bestreuen, mit Oel einreiben und mit lauwarmem Wasser waschen. Bei dem Gebrauch der Bäder und der palästrischen Uebungen nahm er auf die Entwicklung des Organismus in den verschiedenen Lebensaltern Rücksicht. Er verbietet z. B. bis zum 21. Lebensjahre die starken Leibesübungen und das kalte Bad, welch beides er vor der Zeit der organischen Ausbildung für schädlich hielt, und wandte sich in schärfster Weise gegen die zu seiner Zeit in Rom wieder zur Mode gewordene schematische Anwendung des kalten Bades.

Man ging sogar so weit, dass man — tout comme chez nous à la Kneipp — neugeborene Kinder in kaltem Wasser und in Flüssen badete und sich hierbei darauf berief, dass die damals wegen ihrer Grösse, ihrer körperlichen Stärke und ihres Heldenmutes berühmten Deutschen diese Sitte hätten. Kulturhistorisch, gerade im Hinblick auf die gleiche vor wenigen Jahren unseres Zeitalters von dem Kneippianismus inaugurierte Methode, die neugeborenen Kinder sofort ins kalte Wasser zu stecken, ist es interessant, wie Galen diese Exzentrizität bekämpfte: „Ich habe“, sagt er, „mein Buch nicht für Deutsche, auch nicht für Bären und wilde Schweine geschrieben, sondern für Griechen oder wenigstens für solche Menschen, die griechische Ueberlegung haben. War es jemals erhört, das kleine, noch von der Gebärmutter warme Kind in kaltes Wasser zu werfen, als ob es ein glühendes Eisen

wäre? Kommt das Kind mit dem Leben davon, so mag es dann
sein, dass dadurch seine natürliche Stärke geprüft und noch durch
die Berührung des kalten Wassers vermehrt worden ist.   Aber
welch eine vernünftige Mutter, welche nicht ganz eine Skythin
wird, wird an ihrem Kinde einen Versuch wagen, der, wenn er
nicht gelingt, nichts weniger als den Tod desselben zur Folge hat,
um so viel mehr, da aus diesem Versuche gar kein Vorteil erstehen kann.   Für einen Esel oder ein anderes lasttragendes Vieh
mag es ein Vorteil sein, so einen steinharten Rücken zu haben,
der gegen Kälte und Schmerz gefühllos ist; aber was nützt dies
dem Menschen?" Aus diesem interessanten Beispiel sieht man
einmal den Cirkulus, den alle therapeutischen Experimente im
Laufe der Zeiten machen, vor Jahrtausenden unter dem Beifall
der Massen mit derselben Emphase auftretend wie heute, und
man sieht ferner die klare und energische Abweisung dieser
gefährlichen Methoden seitens eines klar denkenden Arztes, wie
es Galen war.

Er schuf auf dem Gebiete der Bäderanwendung feste, nutz-
bringende Begriffe und fügte ein System der Bäderbehandlung
der an und für sich schon in der Volksseele vorhandenen hohen
Wertschätzung und Würdigung derselben für die Erhaltung der
Gesundheit und Verhütung der Krankheiten bei.   Dieses Bewusstsein von der Bedeutung der Bäder für das römische Volk erhellt
wohl am besten aus der Aeusserung des älteren Plinius, dass die Römer
in den ersten sechshundert Jahren nach Gründung der Republik
statt aller Arzneien sich mit den Bädern allein beholfen hätten,
und dass die Sterblichkeit nicht grösser gewesen sei, als nach
Ankunft und Aufnahme der griechischen Aerzte!

Das Badewesen des Altertums, das das ganze Geflecht der
Sitten und Gebräuche der klassischen Völker durchzog und eine
Blüte erreichte, wie sie ihm seitdem nie mehr geworden ist, hat
trotzdem das Los aller menschlichen Dinge getroffen, indem es
allmählich gänzlich in Verfall geraten ist.   Dieselben Ursachen,
die das stolze Rom von seiner weltbeherrschenden Stellung herunter-
rissen, vernichteten auch die so wohlthätigen diätetischen und

hygieinischen Einrichtungen. Die sinnlose Schwelgerei im Innern, die Stürme der Völkerwanderung von aussen und endlich die hereinflutende christliche Askese waren die Totengräber jener Pflege des Körpers. Thermen und Privatbäder wurden in Schutthaufen verwandelt, als die Goten unter Alarich Rom einnahmen und während dreier Tage plünderten und verheerten. Und was von dem Raubzug der Goten noch übrig geblieben war, wurde bald nachher von den Vandalen und Longobarden vernichtet. Die letzten Bäder wurden des Wassers beraubt und geschlossen, ihr Baumaterial ward mit Gier zur Erbauung von Kirchen verwandt, ihr kostbarer Marmor kam in die Kalköfen und ihre Riesenmauern wurden Steinbrüche. Die Aqua Virgo allein, welche heute noch fliesst, entging infolge ihrer ausgedehnten unterirdischen Leitung diesem Zerstörungswerk! Heute steht der Altar des heiligen Petrus im Kloster St. Pietro in vinculis triumphierend über dem Thermenvollbad des Titus, des Zerstörers Jerusalems, ein Badesaal von Diokletians Thermen ist heute das Hauptschiff einer Karthäuserkirche, und wir sehen in krassem Gegensatze das lebensfrohe harmonische Motto der Thermen „Salubritati" jetzt in das düstere, asketische „Memento mori" verwandelt. Antike Labra und Badewannen dienen gegenwärtig in Kirchen als Taufsteine oder Reliquienschreine, künstlerische Badesessel als Bischofsstühle.

Sic tempora mutantur!

II. Bäder und Badewesen im Mittelalter.

Das weltumspannende Rom war gefallen und mit ihm die höchste Blütezeit, die das Badewesen je erreicht hat, dahingesunken: Auf den Trümmern des römischen Weltreichs spinnt sich der Faden der Geschichte weiter, und von seinem Abglanz noch erhellt, tauchen neue Epochen jener weisen und lebensfrohen Pflege des Körpers wieder auf! Als Konstantin der Grosse 330 n. Chr. Byzanz zur Residenz erwählt hatte, suchte er die alte Pracht der Thermen wieder erstehen zu lassen und schmückte sie mit den aus Rom geraubten Schätzen. Die folgenden Kaiser eiferten ihm nach, und so erstanden nicht nur in Konstantinopel, sondern auch in den Provinzstädten des oströmischen Reiches Bäder, Wasserleitungen und Thermen. Unter Kaiser Valens wurde im Jahre 375 eine gewaltige Anlage vollendet, die den Namen seiner Tochter Carosa trug und dem Volke zur unentgeltlichen Benutzung überlassen wurde.

Von der Hauptstadt des oströmischen Reiches lassen sich die römischen Badeeinrichtungen bei ihrer weiteren Weltwanderung hauptsächlich auf zwei Wegen verfolgen. Der eine dieser Wege führte nach dem nördlichen Europa, der andere wandte sich nach Süden, zog um das Mittelmeer herum, gelangte nach Algier und endigte in Spanien! Die Träger römischen Badewesens auf diesem letzteren Wege waren die Sarazenen. Mit dem Aufblühen der medizinischen Wissenschaften bei den Arabern zu Anfang des VIII. Jahrhunderts fand auch der regelmässige Badegebrauch bei ihnen Aufnahme. Die römischen Bäder, die sie auf ihren

Eroberungszügen in Nordafrika und Süditalien vorfanden, waren ihre Vorbilder; sie benutzten und entwickelten dieselben auf ihre Art. Deshalb ist in den maurischen Bädern der Ursprung überall unverkennbar. Auch die Heizvorrichtungen derselben entsprechen bis auf den heutigen Tag den altrömischen Vorbildern. In einem der bedeutendsten Denkmale maurischer Baukunst, der vom XII. bis XIV. Jahrhundert erbauten Alhambra zu Granada findet man Räume für die verschiedenen Badeformen, wie wir sie bei den Römern kennen gelernt haben.

Auf dem nördlichen Wege waren es die Türken, die die römischen Badeeinrichtungen zu den ihren machten und dank der weisen Fürsorge ihres Religionsstifters Muhammed Waschungen und Pflege des Körpers als ein religiöses Gebot ansahen. Von den römischen Einrichtungen behielten sie das Heissluftbad mit seiner Hyppokaustenheizung bei; an den Wasserübergiessungen nach dem Schwitzen hielten sie ebenfalls fest. Das Vollbad und das Schwimmbad streiften sie ganz ab, ebenso die bei den Römern mit dem Bade verbundene Gymnastik; einen teilweisen Ersatz für letztere schufen sie durch Einführung der Massage. In dieser veränderten Form bürgerte sich das Badewesen überall ein, soweit die Glaubenslehre des Islam reicht.

Bei den germanischen Stämmen des Altertums findet sich ursprünglich das kalte Fluss- und Seebad. Sie badeten gemeinsam mit ihren Frauen (Promiscue in fluminibus perluuntur: Caesar Bell. Gall. IV) und tauchten gleich den Skythen die Neugeborenen in kaltes Wasser, um Lebenskraft und künftiges Geschick ihrer Kinder zu prüfen. Tacitus berichtet, dass sie täglich nach dem Aufstehen badeten, und teilt ferner mit, dass ihnen auch warme Bäder nicht fremd waren. Letztere wurden nicht nur in natürlich warmen Quellen gesucht, sondern auch in Wannen oder Kufen bereitet. Man erwärmte Wasser in irdenen Geschirren und goss es dem Badewasser zu oder warf in letzteres heisse Steine. Durch schlanken Körperbau unterstützt, übten die Germanen der ältesten Zeit das Schwimmen mit leidenschaftlicher Vorliebe, und die Markomannen und Quaden, die Marc Aurel in Städte verpflanzte, erklärten, sie könnten es hier schon deshalb nicht aushalten, weil ihnen die Gelegenheit zum Baden im fliessenden Wasser abgehe. Auch im IV. Jahrhundert n. Chr. werden die Germanen als meisterhafte Schwimmer gepriesen, während ein römischer Dichter des folgenden Jahrhunderts dem Stamme der Franken den Preis im Schwimmen vor allen anderen Völkern zuerteilt. Und so blieb Jahrhunderte hindurch die Liebe für das Schwimmen erhalten und ein sorgsam gehütetes Gut, wie wir aus einer Reihe von Schilderungen und Beispielen aus jener Zeit ersehen. Vor allem sind es drei deutsche Kaiser, die uns als tüchtige Schwimmer gerühmt werden, Karl der Grosse, von dem sein Biograph Einhard sagt, es habe sich mit ihm in dieser Fertigkeit kaum einer messen können, Otto II., der bekanntlich nach der Schlacht bei Cotrone durch seine Schwimmkunst der Gefangenschaft entging, und Friedrich Barbarossa, der seine Lust am Flussbade mit dem Leben büssen musste. Bekannte deutsche Sprichwörter waren Optimi natatores saepius submerguntur und Durum est natare contra impetum fluminis und in dem thüringischen Ritterspiegel finden wir unter den sieben Behendigkeiten, die der Ritter besitzen müsse, auch folgende aufgezählt:

> „Die zweite ist, dass er schwimmen kann,
> Dass im Wasser dreist er tauche,
> Dass sich krümm' und drehe der Mann
> Auf dem Rücken von dem Bauche."

Doch der finstere Geist des Mittelalters, dem jede harmonische Lebensauffassung verhasst, dem jeder körperliche Sport als eine Schädigung des allein zu erstrebenden Seelenheiles erschien, ertötete diese natürliche und gesunde Uebung durch Askese und Strafen, so dass man zeitweise das kalte Bad als Kasteiung und Beschwörungsform beim Exorcismus anwandte. Dem Pietismus folgte die natürliche Schwester, die abergläubische Furcht. Und so fing man an, die Anwendung des kalten Wassers nicht nur aus Gründen des Seelenheils zu verbieten, sondern auch ihm vermeintliche schädliche Folgen auf den Körper anzudichten. Wie sehr man damals das kalte Wasser fürchtete, dies beweist

allein jene Kirchenverordnung vom Jahr 1287, die die ursprüngliche Vorschrift zur Vornahme der Taufe dahin abänderte, dass
der Täufling nicht mehr ins kalte Wasser eingetaucht zu werden,
sondern nur mit kühlem übergossem zu werden brauche, und
dass sogar erlaubt wurde, das Wasser im Winter zu erwärmen.
Ut caveatur periculum baptisandi, lautet nämlich der Beschluss
des Konzils, non mergatur caput pueri in aqua, sed sacerdos
super verticem pueri ter infundat aquam. Und als man im
16. und 17. Jahrhundert begann, in dem Nackten etwas Unsitt-
liches und Obscönes zu sehen, da wurde vollends dem frohen
Treiben der Jugend durch Polizeimassregeln das Lebenslicht aus-
geblasen. War also von Natur aus den Germanen die Anwendung
warmen Wassers zum Badegebrauch fremd, so lernten sie doch dasselbe gleich wie die Gallier von den Römern kennen; Tacitus
berichtet, dass die Männer in Friedenszeiten sich zu später Morgenstunde von der Nachtruhe erhoben und alsdann ein warmes Bad
genommen hätten. Besondere Badestuben oder Badehäuser gab
es bereits zur Zeit der Abfassung der Volksrechte (VI. Jahrhundert
und ff.), wie aus dem Alemannischen Rechtsbuch hervorgeht,
auch wird im Gesetz der Bayern der balnearius, Badmeister, erwähnt. Von hervorragenden, den Gebrauch der warmen Bäder illu-
strierenden historischen Episoden und Persönlichkeiten sei der
Tod des Langobarden Helmichis, dem aus dem Bade steigend
seine Gattin Rosamunde einen vergifteten Trank reicht, erwähnt,
ferner Karl der Grosse, der häufig in Gesellschaft seiner Anver-
wandten in Aachen badete, Ludwig der Fromme etc. Von wesent-
lichem Einfluss auf die Entwicklung des Badewesens war die
Kirche. Infolge jener unbegrenzten Vorliebe der Römer für warme
Bäder sahen sich die Erben der Siebenhügelstadt, in der noch
bis ins X. Jahrhundert acht aus klassischer Zeit stammende Bäder
sich erhalten hatten, die Päpste, veranlasst, ausschliesslich für
Personen geistlichen Standes bestimmte Baderäume zu erbauen.
Diesem Beispiele folgend gestatteten auch die Ordensregeln der
Klöster ihren Insassen mässigen Gebrauch der warmen Bäder.
Vor allem war es Benedikt, der Stifter des angesehensten Mönchs-

ordens des Abendlandes, der dies erlaubte, und seine Jünger, die
sich über den ganzen Occident verbreiteten, trugen den Gebrauch
warmer Wasserbäder selbst nach Landstrichen, in welche Römer
nie gedrungen waren. Manche dieser Klöster wurden in der Nähe
warmer Mineralquellen errichtet, und dann fand man oft Arme
und Reiche an solchen vor Klöstern vorbeifliessenden warmen
Quellen, deren Pflege den Mönchen oblag. Wo solche Quellen
fehlten, und dies war selbstverständlich bei dem grössten Teil
der Klöster der Fall, dort wurde, um erwärmtes Wasser stets zur
Hand zu haben, das Bad neben der Küche erbaut. In Klöstern
nördlicher Länder wurde wenigstens bis gegen die Mitte des
XII. Jahrhunderts von der Badeerlaubnis Benedikts nur mässiger
Gebrauch gemacht. Man badete dort nur vor hohen Festtagen,
so vor Weihnachten, Ostern, Pfingsten, in manchen auch vor der
heil. Kommunion. Jegliches Baden mieden die Anachoreten des
Morgenlandes, die den Gipfelpunkt der Askese anstrebten. Dem
Laienpublikum der ersten christlichen Jahrhunderte war der Besuch öffentlicher Bäder, insofern diese der Förderung der Gesundheit und nicht der Ueppigkeit dienten, freigegeben. Ja durch
das Vorbild der Taufe Christi und durch das Sakrament der
Taufe erhielt das Baden eine gewisse Weihe, ein Umstand, der
auch dadurch zum Ausdruck kommt, dass man die Badekufen
— Badzuber genannt — gleich denen der Taufbecken kreisför-
mig gestaltete. Enthaltung vom Bade wurde als eine Art kirchlicher Strafe auferlegt, denn Pönitenten wurde der Genuss des
Bades untersagt. Aus gleichem Grunde enthielt man sich
während der Zeit der Fasten, als einer Zeit der Busse und Trauer,
gleich wie in der Karwoche, des Bades, und noch in späterer
Zeit war es Badenden untersagt, ihre Bäder des Freitags zu
heizen. Die Ueberlieferung verzeichnet eine grosse Reihe von
„heiligen" Männern, Fürsten und Fürstinnen, die aus Askese das
Baden gemieden haben sollen, bei dem überwiegenden Teil der
Frommen jener Jahrhunderte jedoch übte die alttestamentarische
Ansicht, dass die durch das Element des Wassers vollzogene
Reinigung des Leibes ein Symbol und Förderungsmittel geistiger

Reinheit sei, ihren entscheidenden Einfluss. Sie spricht sich in
dem vor Festtagen genommenen Bade, wie in jenem vor Erhalt
des Ritterschlages wie nicht minder in der Sitte des Waschens
der Toten aus. In diesem Sinne liess der h. Corbinian sein Ende
herannahen fühlend ein Bad sich bereiten und Haupt- und Barthaar
scheren. Gleiches wissen wir von Burchard, Bischof zu Worms.
Diese religiösen Anschauungen des Mittelalters im Verein mit der
angeborenen Neigung, der Berührung mit der Kultur der Römer,
dem Eindringen des mit morgenländischer Sitte und Anschauung
untermischten Christentums, vor allem aber mit der durch die
Kreuzzüge des XII. Jahrhunderts gepflegten unmittelbaren Verbindung mit dem Orient, trugen wesentlich dazu bei, die Sitte
des Badens unter den germanischen Stämmen und im ganzen
nördlichen Europa zur allgemeinsten Ausbildung zu bringen, wovon uns besonders die poetischen Darstellungen jener Zeiten
sprechende und anziehende Beweise überliefert haben. Es wurde
direkt zu einer Pflicht der Gastfreundschaft, dem ermüdeten Gaste
ein Bad zu bieten, von einer Reise Heimkehrende badeten gleichfalls, und ebenso erquickte man sich nach mühe- oder entbehrungs-
voller Zeit durch ein Bad; so die aus Waffenkampf oder aus
Gefangenschaft Zurückkehrenden. Besonders finden wir auf den
Ritterburgen, die in Deutschland zuerst ein häusliches Leben in
behaglicherer Fülle entwickelten, das warme Bad als den unentbehrlichsten und erquickendsten Genuss des Hauses dargestellt.
„Man schuf ihm gut Gemach von Kleidern, Speis und Bade"
heisst es an manchen Stellen im Iwein und Tristan und im
Biterolf:

> Und Günther dann die Helden bat,
> Dass sie nach Haus sich liessen laden,
> Er wollte schön sie heissen baden!
> Und ihnen schenken seinen Wein!

Der von der Greifeninsel glücklich heimgekehrte Hagen er-
weist sich gegen die mit ihm geretteten „drei Jungfrauen" besonders aufmerksam und ausser kostbaren Kleidern lässt er ihnen
auch häufig Bäder bereiten. So lässt auch der alte Gurnemanz

de Graharz seinem Parzival am Morgen ein Bad bereiten und
die Badekufe in das Schlafzimmer bringen. Das Wasser ist mit
Rosenblättern bestreut. (S. die Darstellung des Jakob von Warte
in der Pariser Minnesinger Handschrift; Hagen, Bildersaal T. XI).
Sobald der junge Ritter in der Kufe sitzt, kommen zwei Jungfrauen, die ihn waschen, als sie ihm aber das Badelaken anbieten,
schämt er, der junge, unerfahrene, sich doch und „die Juncfrouwen
muosen gên". Auf einem Bilde, welches die berühmte, manes-
sische Liederhandschrift enthält, sitzt ein Ritter ganz nackt in
einer Wanne, seine Brust und das Wasser sind mit Blumen bestreut, ein Jungfräulein will ihm einen Kranz aufsetzen, ein anderes kredenzt ihm den Becher. Zu den Füssen der Wanne
hängt ein Kessel mit dem warmen Wasser über dem Feuer, das
ein Badeweib mit dem Blasbalg anfacht. (Es war das etwas ganz
gewöhnliches, dass Mädchen die Ritter beim Baden bedienten.)
Wahrscheinlich hatten die Männer, ehe sie ins Bad stiegen, eine
Art Badehose angelegt, die wir uns vielleicht ähnlich denken
dürfen wie die Schamgürtel, welche die Schächer auf den Darstellungen der Kreuzigung um die Hüften befestigt haben. Es
ist dies die Queste, deren öfter gedacht wird. Ja, die Damen
nahmen nicht Anstand, mit den Herren gemeinsam zu baden;
sie schmückten sich dann nur mit dem schönsten Kopfputz. Aus
den früheren Jahrhunderten haben wir darüber keine bildlichen
Darstellungen, die erste finden wir in einem Codex des Valerius
Maximus aus dem Jahre 1470. In einem grossen Zimmer sind
da Badekufen aufgestellt, in denen immer gegenüber je ein Mann
und eine Frau sitzt; zwischen ihnen liegt ein Brett, auf dem Erfrischungen stehen. Die Männer tragen jene oben schon erwähnte
Schambinde, die Frauen dagegen sind ganz nackt, haben aber
die hohen Hennins auf und tragen goldene Halsketten. Besondere Badestuben gab es in den Burgen anfänglich nicht; sondern
man bereitete das Bad in einer Wanne, die man auf den Burgen
im Schlafzimmer oder in einem Saal, in den Klöstern in einer
Zelle oder sonst einem geeigneten Raume aufstellte. Später wurden auf den Burgen besondere Baderäume eingerichtet. Im

„Herzog Ernst" wird uns ein solches Badezimmer beschrieben; es ist mit grünem Marmor getäfelt, gewölbt, hat aber kein Wasserbassin, sondern zum Baden sind zwei Wannen bestimmt, in welche warmes und kaltes Wasser hineingeleitet wurde. Ein Abzugskanal aus grünem Marmor lässt das überschüssige Wasser abfliessen; staut man ihn, so kann man die ganze Burg abspülen. Wir erfahren dies ferner aus einer dem XV. Jahrhundert angehörenden Beschreibung der Burg Thiersberg in der Ortenau. Dort hatte das jüngere der beiden auf der Burg vorhandenen Wohngebäude im Erdgeschoss neben der Backstube eine Badestuben-Kemnate. Als man in den Klöstern zur Anlage eigentlicher Baderäume überging, legte man diese meist, um warmes Wasser bequem bei der Hand zu haben, neben die Küche, so u. a. im Kloster St. Gallen, wo das Bad an die Küche stiess, die zwischen der Kirche und dem Refektorium lag. Jedoch finden sich auch vereinzelt Baderäume mit selbständiger Heizvorrichtung. Ein Beispiel hierfür ist uns im Kloster Maulbronn erhalten geblieben. Ueber einem mit starken Mauern umschlossenen gewölbten Raume, der als Heizkammer anzusehen ist, befindet sich ein kleines Zimmer; die im gewölbtem Raume durch Verbrennen von Holz erzeugte heisse Luft wurde mittels Löcher durch die Wölbung in das obere Zimmer geleitet, das vermutlich gleichzeitig als Schwitz- und Baderaum gedient hat. In der Nähe der Badstube befindet sich meist ein Ziehbrunnen.

Mit dem Aufblühen des bürgerlichen Lebens wurde auch in den Städten der Gebrauch des Bades ein allgemeiner und zur Lebenssitte. Das Badelaken, das grosse Tuch, das man beim Verlassen des Bades umnahm, gehört schon im Sachsenspiegel (um 1230) zur Brautausstattung und bereits Vincenz von Beauvais († 1264) giebt Vorschriften über die Anlage von Hausbadstüblein, die „ebenso der Belustigung wie der Gesundheit dienen". Ein mittelalterliches Sprichwort sagt: „Wiltu ein Tag fröhlich sein? Gehe ins Bad. Wiltu ein Wochen fröhlich sein? Lass zur Adern. Wiltu ein Monat fröhlich sein? Schlacht ein Schwein. Wiltu ein Jahr fröhlich sein? Nimm ein jung Weib." Das Baden galt gewisser-

massen als eine Volksbelustigung. Wie in späteren Jahrhunderten
etwa ein Freitheater, so gab man in früheren bei festlichen Ver-
anlassungen ein Freibad zum besten. Unser heutiges „Trinkgeld“
führte in jener Zeit den Namen „Badegeld“, bei Hochzeiten bekam das Gesinde, bekamen Arbeitsleute, Handwerker etc. Badegeld. In der ursprünglichen Zeit war das Baden noch auf hohe
Festtage und wichtige Ereignisse des Lebens beschränkt; so
badeten Bräutigam und Braut vor der Hochzeit[1]), man badete
am Vorabend hoher Kirchenfeste, wie Weihnachten, Ostern,
Pfingsten, auch vor der Kommunion etc. Diese Hochzeitbäder
wurden mit solchem Aufwand — ein zahlreiches Gefolge begleitete das Paar, kostbare Badewäsche wurde an die Gäste ver-
teilt, üppige Zechgelage schlossen sich an — gehalten, dass die
Obrigkeiten dagegen einschritten und dieselben entweder ganz
verboten oder genau festsetzten, wieviel Badegäste das Brautpaar
laden und wieviel Gerichte es aufsetzen dürfe. An anderen Orten
schloss man die Hochzeit und andere Festlichkeiten auch mit
einem allgemeinen Bade, das man den Gästen gab, und das man
„ausbaden“ nannte.

Späterhin, mit der festen Einbürgerung der Badesitte, be-
schränkte man sich nicht bloss auf Fest- und Feiertage, sondern
man suchte mindestens wöchentlich einmal die Badestube auf.
Diese Nachfrage bestimmte das Erstehen zahlreicher öffentlicher
Badestuben in Stadt und Dorf gegenüber der bisherigen primitiven Form des Hausbadestübleins oder der gewöhnlichen Badekufe. Der Tag der Woche, an dem vornehmlich gebadet wurde,
war der Samstag als Vorabend des Sonntags. Bei vielen Hand-
werkern erhielten die Gesellen des Samstags ein besonderes Badegeld, das sie bei Nichtanwendung dem Meister zurückgaben. In
der freien Reichsstadt Frankfurt a. M. bekamen sogar der Herr
Bürgermeister und andere städtische Beamte alle Sonnabend eine
Zahl Pfennige, welche Badeheller genannt wurden. Am Freitag

---

[1]) Bekanntlich zählte auch bei den Griechen das Baden sowohl der Braut
wie des Bräutigams in dem Wasser eines Flusses oder Quelle zu den Hoch-
zeitsgebräuchen. (Pauly, Real-Encycl. 5, 778.)

zu baden, war den Christen verboten, den Juden war dieser Tag freigegeben; letztere errichteten sich jedoch vielfach aus ritualen Gründen eigene Bäder. Die zunehmende Ausbreitung der öffentlichen Bäder liess sie auch allmählich ergiebig für eine Steuerbelastung erscheinen, und so zog die Landesherrlichkeit die Badstube gleich der Schenke, Schmiede und Mühle in ihre Regalien ein. Die Errichtung neuer Bäder wurde von der obrigkeitlichen Erlaubnis abhängig gemacht, selbst Privatgebäude, wenn zu diesem Zwecke Wasser aus einer Mineralquelle dahin geleitet werden sollte, unterlagen dieser. Diese öffentlichen, konzessionierten Bäder führten die Bezeichnung die ehehaften (d. h. die gesetzlichen, die privilegierten). Bei Städtegründungen oder bei Erhebung von Orten zu solchen verlieh man diesen mit den anderen Ehehaften auch das Recht, Badestuben errichten oder besitzen zu dürfen, und diese Bäder waren städtische. Die Städte wiederum verpachteten ihre Bäder an Unternehmer, die sogenannten Bader, die sich zu Zünften zusammenschlossen und später oder an einzelnen Orten die Badeanstalten als Erblehen zuerteilt erhielten, resp. sie in Privatbesitz hatten.

Im XVI. Jahrhundert finden wir sowohl in jedem einigermassen behaglich eingerichteten städtischen Bürgerhause wie auf jedem grösseren Bauernhof eigene Badestüblein. Häuser, welche besondere Badestuben nicht haben konnten, besassen wenigstens zwei hölzerne Wannen, die übereinander gestellt und oben mit Stroh gedeckt wurden, oder in Gestalt eines hölzernen Schrankes gezimmert waren. Das Badestüblein bildete gewissermassen den Salon des Hauses. Dahin lud man seine guten Freunde, badete und trank mit ihnen, ohne auf den Unterschied des Geschlechtes Rücksicht zu nehmen. „Wann mancher, der sonsten nichts zu thun hat, nicht weiss was er anfangen solle, lässt er ihm ein Schweiss-, Dampff- oder Vollbad zurichten, darin er etwan mit seinem Weib oder sonsten einem guten Freund sitzet und ein Kändel drey, vier Wein neben guten Sträublen ausleeret.“ So zu lesen im Guarinonius 1610. Essen und Trinken während des Bades war überhaupt häufig und beliebt und galt, da man sehr

lange im Bade blieb, dem Körper zur Stärkung unentbehrlich.
Auch von denen, die Badestüblein hatten, wurden die geräumigeren
öffentlichen Bäder gern aufgesucht. Ihre Bedeutung für die da-
malige Zeit geht am besten aus ihrer grossen Anzahl hervor;
so zählte Mainz im XIV. Jahrhundert 4 öffentliche Badestuben,
Würzburg um 1456 deren 8, in Ulm werden gegen das Ende des
Mittelalters 11 angeführt (im ganzen, d. h. einschliesslich der
Privatbäder 168), in Nürnberg 12, in Wien 29, in Frankfurt 15.

Zu den wesentlichen Momenten, die die Badestuben in die
Wohnhäuser des Mittelalters einführen halfen, kann man ausser
der allgemein verbreiteten Badelust die durch die Kreuzzüge ver-
mittelte Bekanntschaft des Orients zählen, ferner die während
Epidemien angeordnete Schliessung der Bäder, während mässiges
Baden im Hause gestattet war, und nicht zum mindesten die seit
Ausbruch der Syphilis allgemein auftretende Furcht vor Ansteckung.
So kamen eine Reihe von Faktoren zusammen, die die Ausbreitung der Badestuben begünstigten und mit ihr den Genuss des
Badens zu einem allgemeinen Lebensbedürfnis machten. Kulturhistorisch ist es von Interesse, dass die Kalender jener Zeit unter
den hygienischen Monatsregeln auch die günstige oder ungünstige
Zeit für Dampf- und Wasserbäder auf Grund astrologischer Speku-
lationen angaben. Dürftige und Sieche wurden von Frommen
eigenhändig gebadet, Armenbäder, in denen Arme unentgeltlich
Aufnahme und Verpflegung fanden, errichtet und aus Vermächt-
nissen, meist jährlich am Sterbetag des Stifters, an Arme Bäder
verabreicht. Solche Bäder nannte man Seelbäder, denn die
durch ein Bad und meist auch durch ein Mahl erquickten Armen
gedachten an jenem Tage der Seele des Stifters. In Nürnberg
hatte im Anfang des XVI. Jahrhunderts die Zahl der gestifteten
Seelbäder bereits eine solche Höhe erreicht, dass man beschloss,
fernere derartige Stiftungen anderen wohlthätigen Zwecken zu-
zuwenden.

Die Form des ursprünglichen Bades war die des Schwimmbades in der Piscina und des Vollbades in Wannen aus Holz
oder gemauerten Becken. Diese Voll- oder Wannenbäder waren

einfache oder medikamentöse, in letzterem Falle setzte man ihnen
Kräuter zu. Beide Arten von Bädern wurden auch von den
damaligen Aerzten überaus häufig zu Heilzwecken herangezogen.
Gegen Lähmungen, Epilepsie, Katarrhe, Nierenleiden und viele
andere Krankheiten werden sie ärztlicherseits empfohlen und
neben ihnen auch Wein-. Oel-, Milch- und andere Arten künst-
licher Bäder angewandt. Ueberdies kommen auch medikamentöse
Kopf- und Fussbäder im damaligen Arzneischatz vor. Natürliche
Mineralbäder, sogenannte Badbrunnen, Heil- und Wildbäder, kennt
das Mittelalter ebenfalls in grösserer Zahl. Wie die Kreuzzüge
zur Verallgemeinerung des Badegebrauchs wesentlich beitrugen —
die nach dem gelobten Lande ziehenden Pilger gewöhnten sich
im Orient an häufiges Baden und wollten, in die Heimat zurück-
gekehrt, dieser Gewohnheit nicht mehr entsagen —, so übten sie
auch einen geradezu revolutionierenden Einfluss auf die Art des
Badens aus. Denn in ihrem Gefolge erschien der unheimliche
Gast, die arabische Lepra, im Abendlande und heftete Schrecken
und Furcht an ihre Spuren. Dieses Umsichgreifen der Seuche
veranlasste die erschreckten Gemüter, vom Wasserbad als schädlich sich abzuwenden und im Schwitz- oder Dampfbad allein
das Schutz- und Hilfsmittel gegen diese Krankheit zu sehen. So
wurde ersteres vollständig verdrängt und dem Schwitzbad eine
Ausdehnung und Verbreitung gegeben, die es geradezu zum
typischen Bade des Mittelalters gestempelt hat. Schwitzbäder,
in denen Schweissentwicklung durch erhitzte Luft hervorgerufen
wurde, bediente man sich in Deutschland neben Wasserbädern
schon in früheren Jahrhunderten; aus den romanischen Ländern
eingeführt, gaben sie zum Teil die Einrichtung der altrömischen
Caldarien wieder; Schwitzbäder jedoch, in denen man Schweissabsonderung durch heisse Dämpfe hervorrief, werden erst Ende
des XIII. Jahrhunderts erwähnt und scheinen von den slavischen
Völkerschaften her nach Deutschland sich verbreitet zu haben.
Erzählt doch Nestor vom Heidenapostel Andreas, der längs des
Dnjepr zu den Slaven kam: „Er sah die Sitte der dortigen Leute,
wie sie sich in Bädern waschen und mit Badequästen schlagen

und wunderte sich darüber. Nach Rom gelangt, erzählt er dort:
Ich sah hölzerne Bäder und darin steinerne Oefen, die sie scharf
heizten; in diese Bäder gehen sie und ziehen sich ganz nackt
aus. Dann begiessen sie sich mit lauem Wasser und nehmen
Ruten oder zarte Baumzweige und fangen an, sich damit zu
peitschen, giessen indes Wasser auf die Steine und peitschen
sich so arg, dass sie kaum lebendig herauskriechen. Beim Herausgehen begiessen sie sich mit kaltem Wasser. Das thun sie alle
Tage." Diese Dampfschwitzbäder kamen, jedoch mit Weglassung
der kalten Uebergiessungen, wahrscheinlich durch deutsche Kauf-
leute, die mit Russland in Handelsbeziehungen standen, nach
Deutschland und wurden am frühesten in Schlesien gebraucht.
Die rasche Verbreitung, die sie gewannen, und an der nicht zum
geringsten die Furcht vor der Lepra beitrug, illustriert am dra-
stischsten einer der kompetentesten Beurteiler jener Zeit, Guarinonius, Arzt des Frauenstiftes Hall, in seinem 1610 erschienenen
Werke; er sagt: „Durch gantz Teutschland ist nichts gemeineres,
nichts bekandtres, nichts geübteres, als diese Leib Ringerung durch
den Schweiss — das schweiss- und dampffbaden — darauff der
gemein Böffel und viel ansehnliche Burger dermassen steif und
stark halten, dass sie vermeyneten viel verloren zu haben, wann
sie nit alle Sambstag vor dem Sontag oder alle Feyerabend vor
den Fest- und Feyrtägen in das gemeine Feil- oder besondere
Schweissbad gehen, schwitzen, sich reiben, fegen, butzen und ab-
waschen lassen." Die Deutschen waren überhaupt grosse Freunde
stark geheizter Wohnstuben und Anton Guaineri (gestorben in
Pavia um 1440) bemerkt, sie hätten nicht vom übermässigen
Trinken, wie viele wähnen, zerkerbte Augenlidränder (oculos scar-
pellatos), dieses rühre vielmehr von ihrem Aufenthalt in den
geheizten Wohnstuben her. Ein anderer Autor, Erasmus, beschreibt
eine deutsche Wirtshausstube, in der man Reisende aller Klassen
zusammengepfercht findet: „Stark wird der Ofen gefeuert, auch
wenn draussen die Sonne warm scheint. Sie halten es für etwas
besonders gutes, wenn alle von Schweiss triefen. Und verträgt
einer den Qualm nicht und öffnet das Fenster, so rufen alle: zu-

gemacht!" Neben öffentlichen fanden in Deutschland auch Privat-
schwitzstuben allgemeine Verbreitung, auf Burgen wie in Häusern
der Bürger, und da, wo die besondere Badestube fehlte, half man
sich mit dem strohgedeckten oder zusammengestülpten Zuber
und legte erhitzte Steine hinein. Diese Steine ·wurden auch,
wenn man Heilzwecke verfolgte, in einer überdeckten Wanne
mit Kräuterabkochungen übergossen. In den Kalendern, den
Volks· und Hausbüchern jener Zeiten waren stets unter den
Gesundheitsregeln in jedem Monat auch die günstigen und un-
günstigen Zeiten für Wasser- und Schwitzbäder mit apodiktischer
Bestimmtheit bezeichnet. In einem solchen heisst es:

Januar: kühl erlaube ich dir zu paden.
Hornung: warm pad die seint dir gut.
März: du magst auch warm paden wol.
Hewmon: vor slaf und vor paden
hüt dich, wenn es thut schaden.
Augustus: hab nit gir zu paden.

So teilte man also die Schwitzbäder in zwei Hauptarten ein:
in jene, wo man einzig durch erhitzte Luft, und in jene, in
welchen man durch heisse Dämpfe erhöhte Schweissabsonderung
zu erzielen suchte. Letztere waren entweder einfache, wo man
gewöhnliches Wasser in Dämpfe verwandelte, oder zusammen-
gesetzte, wo man zur Entwicklung des Dampfes heisses Wasser
auf Kräuter etc. goss. In Italien bediente man sich auch der
Dämpfe mineralischer Quellen. Ferner wurde auch der Backofen
sowohl zu Dampf- als Luftschwitzbädern benutzt; man goss zu
ersterem Zwecke Wasser in den noch heissen Backofen, oder man
schob den Kranken (meist Wassersüchtige), nachdem abgebacken
war, in den Backofen, wobei der Kopf ausserhalb der Einschiess-
öffnung zu liegen kam. Alle diese Schweissbäder nannte man
stubae (stuphae), aestuaria, mitunter auch stubae balneales, ohne
dass jedoch immer aus der Anwendung einer der Beziehungen
mit Sicherheit auf die Art des Badens zu schliessen wäre. Die
Vorgänge bei einer solchen Schwitzbadprozedur hat uns in aus-
führlichster Weise Seifried Helbling, ein österreichischer Spiel-

mann, in seinen Satiren, die gegen Ende des XIII. Jahrhunderts
gedichtet sind, überliefert. Da der Bader nicht alle Tage das
Bad offen hielt und heizte — ausser Samstag gewöhnlich nur
Montag und Donnerstag —, gab er mit einem Horn das Zeichen,
dass man bei ihm baden könne. Und zwar geschah dies in früher
Morgenstunde, denn die Stunden des Vormittags wurden ärztlich
als die dem Badegebrauch entsprechenden anempfohlen. Anderswo
gingen auch Knaben durch die Gassen und schlugen mit einem
Klöppel auf eine kupferne Pfanne oder es schrieen, wie von Paris
berichtet wird, eigens bezahlte Ausrufer es aus. Dies letztere
war eine in früherer Zeit so gewöhnliche Art und Weise sich
bekannt zu machen, dass man Quacksalber aller Art unter dem
Kollektivnamen Schreyer zusammenfasste. Auf dieses Zeichen
entkleideten die gewöhnlichen Leute sich zu Hause bis auf die
unerlässlichste Hülle und verfügten sich in grossem Negligée über
die Gasse in die Badestube. So klagt noch Guarinonius: „dass —
wohl erzogene Burger und Burgerinnen sich in ihren Häusern
entblössen und also nackend über die öffentlichen Gassen bis
zum Badhaus — gehen. Ja wie vielmal läuft der Vater bloss von
Haus mit einem einzigen Untergewand über die Gassen samt
seinem entblössten Weib und blossen Kindern dem Bad zu".
Diese geringe Verhüllung, in der man zum Bade ging, dürfte sich
nicht bloss aus Bequemlichkeit, sondern auch als Vorsichtsmass-
regel gegen Badediebe eingeführt haben, denen man dadurch
die Versuchung, sich an wertvollen Gewandstücken zu vergreifen,
von vornherein aus dem Wege räumte. Dass es im Mittelalter
nicht an unrechtmässigen Aneignungen fremden Gutes in den
Badestuben fehlte, das beweisen mannigfache Stellen. Angehörige
der höheren Gesellschaftsklassen begaben sich jedoch angekleidet
ins Badehaus. Für Badewäsche war in den Badehäusern vor-
gesorgt, doch meist nur für Arme und Reisende; Wohlhabendere
nahmen sich ihr eigenes Badehemd oder Badelaken mit, das in
keinem Inventar vermögender Häuser fehlen durfte. Jedes besser
eingerichtete Bad hatte zweifelsohne ein Auskleidezimmer. Im
Schwitz- wie Wasserbade selbst befand man sich meist in völliger

Nacktheit, wie dies Abbildungen im Sachsenspiegel, in der Bibel des K. Wenzel, in Kalendern etc. wiedergeben. Der Bader erscheint mit einem Lendenschurz bedeckt. Dagegen findet man Badegäste aus den wohlhabenderen Klassen zuweilen auch mit einem Schurz, die Frauen mit einem weit ausgeschnittenen Badelaken bekleidet. In Baden bei Wien liessen häufig Frauen dem Saume ihres Baderockes, um etwaiges Emporbauschen zu verhüten, Bleistücke einnähen. Bildliche Darstellungen Badender zeigen diese bis in XIV. Jahrhundert barhaupt, vom XV. Jahrhundert an machen sich als Kopfbedeckung beider Geschlechter flachrunde schirmlose Bademützen (Hauben, Käpplein) bemerkbar. Es scheinen die häufigen Kopfbäder, die in jener Zeit in Schwung waren, teils die dadurch gesteigerte Furcht vor Erkältung des Kopfes den Gebrauch der Bademützen gefördert zu haben.

Beim Eintritt in die Schwitzstube bot der Badewirt dem Gaste mehrere, meist aus Birken- oder Eichenlaubreisern gebundene Büscheln dar, Wadel, auch Quästen genannt. Eine solche Badequaste an einer Stange durchs Fenster ausgehängt galt an manchen Orten auch als das Aushängezeichen der Badestuben. Diese Quasten gehörten zu den unentbehrlichsten Utensilien jeder Badestube und dienten dazu, sich zur Erhöhung der Hautthätigkeit mit ihr zu peitschen oder nach minder strenger Observanz sich mit ihr als mit einer Art Blätterpinsel mit lauwarmem Wasser zu besprengen. Die Verbreitung der Dampfbäder in Deutschland findet auch kulturhistorisch ihren Ausdruck in den interessanten Thatsachen, dass Dichter und bildende Künstler in ihren Darstellungen des Sündenfalles Adam und Eva statt mit einem Feigenblatt mit einer Badequaste versehen wiedergeben, und dass man überall, wo man dies findet, auf Werke deutscher Kunst schliessen kann.

Die Schwitzstube war mit terrassenförmig aufgestellten Bänken versehen, auf denen man sich — den Kopf auf ein Holzkissen gestreckt — hinlegte. Die oberste Bank führte den Namen „Pfahl"; Bänke und Dielen wurden der Reinlichkeit halber vor jedesmaligem Gebrauch abgewaschen. „Ein weibel viel gelenke", eine gewandte

Bademagd — die Dienerschaft im Innern der Badestube war
meist eine weibliche und nur mit einem Hemd bekleidet —
bringt im Scheffel Wasser „weder zu kalt noch zu warm", begiesst den Badenden damit und streicht ihm nun mit der Quaste
Rücken, Füsse und Arme. Diese Eingangspräzedur soll zur
Oeffnung der Poren durch Entfernung des Schmutzes etc. dienen.
Nun werden zwei Scheffel Wasser an die heissen Steine gegossen
— wissen wir doch schon aus Nestor, dass die Dampfentwicklung
durch Begiessen heisser Steine mit warmem Wasser bewerkstelligt
wurde, — dass der aufqualmende Dampf das Gemach, das ohnehin
nur durch kleine Fenster dürftig erleuchtet wird, vollständig ver-
finstert, in den Ofen wird zur Steigerung der Temperatur noch
Holz nachgelegt, und der Badegast schwingt schwitzend den
Wedel auf seinen Leib. Nachdem man tüchtig geschwitzt hat,
steigt man von der Bank herab und lässt sich auf der Diele,
wo gemässigte Temperatur herrscht, nieder. Dort wird man nun
wieder begossen, von der Bademagd geknetet und gerieben, wie
ein Linnenstück in die Wäsche genommen, in Seifengischt be-
arbeitet und zuletzt nochmals mit klarer Lauge übergossen.
Namentlich erfolgte auch ein gründliches Waschen des Haupt-
und Barthaares. Dem Bade folgte zunächst das Scheren durch
einen „Scherknecht" — in Klöstern war es umgekehrt, da ging
das Scheren dem Baden voran — und nachdem dies erfolgt war,
setzte sich der Badende auf eine „fürbanc" (wahrscheinlich eine
in der Vorstube befindliche Bank) und wird beim Herausgehen
nochmals mit lauwarmem Wasser begossen. In einer Kammer
legt er sich dann auf ein Ruhebett und bringt dort 1—2 Stunden
zu, nicht bloss um sich zu erholen, sondern auch, wie Savonarola
bemerkt, um dadurch den Uebergang aus der hohen Temperatur
des Bades in die freie Luft zu vermitteln. Nun erst kleidet man
sich an — Vornehmere werden von ihren mitgebrachten Dienern
angekleidet —, reicht den Badeleuten ihren Lohn und verlässt
unter dem frommherzlichen Grusse derselben, dass Gott, der
alle Dinge zu lohnen vermag, den Gast lange leben lasse, das
Badehaus.

Im gewöhnlichen Wasserbade war der Hergang ein ähnlicher.
Auch hier peitschte man sich mit dem Reiserbüschel, liess sich
gründlich abreiben und nachher auch rasieren und scheren.
Ebenso legte man sich auch nach dem Wasserbade eine Zeit
lang auf ein Ruhebett zur Rast.

Doch mit allem diesem war nicht immer die Operation zu
Ende, sondern manche Gäste pflegten, ehe sie die Badestube ver-
liessen, noch Speise und Trank zu sich zu nehmen und wohl
auch sich schröpfen zu lassen. Das Essen und Trinken fand bei
den blossen Wasserbädern, wie bei dem gemeinschaftlichen Gebrauch der Mineralbäder auch wohl während des Badens selbst
statt und die mehrerwähnten bildlichen Darstellungen zeigen uns
oft Badende in einer Wanne, denen von Frauen Speise und
Trank gebracht werden oder welche diese auf einem zwischen
ihnen befindlichen Brette stehen hatten. Zappert führt aus dem
Jahre 1441 sogar ein Vermächtnis für Bier an, welches den
Nonnen eines Klosters nach dem Bade zugeteilt werden solle.
Was die Anlage der Badestuben anbetrifft, so dienten zur Er-
zeugung der Wärme in denselben grosse Kachelöfen. Das Wasser
wurde in kupfernen Kesseln erwärmt und dem Badewasser zu-
geschüttet. Ofen und Kessel waren also wesentliche Bestandteile
der Badestube. Doch scheint zuweilen der ummauerte Kessel mit
einem Wasserhahn versehen gewesen zu sein, der das Mauerwerk
durchbrach, so dass man das heisse Wasser unmittelbar in die
dicht an den Ofen geschobene Badewanne abzapfen konnte. Die
letztere — kreisrund — war mit den schon oben erwähnten
terrassenförmig angebrachten Bänken das Hauptmeublement einer
Badestube, die als Inventar ausserdem noch Kübel und Becken,
Schwämme, Badekappen, Seife, Tücher zum Abtrocknen, Kämme
etc. enthielt. Der Dampf in den Schwitzbädern wurde, wie schon
erwähnt, dadurch erzeugt, dass man auf dem Ofen Kieselsteine
erhitzte und sie mit Wasser übergoss. Dem Wasser wurde zuweilen ein Kräuterabsud zugesetzt, und diese medikamentösen
Bäder nannte man auch „Steinbäder". Röhrenleitungen bestanden
in den öffentlichen Bädern nicht. Aber nicht immer scheint der

Dampf auf die soeben beschriebene Weise erzeugt worden zu
sein. Konrad Kyeser giebt im Jahre 1405 in seinem „Bellifortis"
Damdfbäder an, bei denen wir ein auf Pfählen errichtetes Gebäude
sehen, unter dem sich ein gemauerter Ofen befindet. Auf diesem
Ofen steht ein retortenähnliches, vermutlich kupfernes Gefäss,
dessen Hals durch den Boden des Gebäudes hindurch in letzteres
hineingeführt ist und so den im Kessel erzeugten Dampf un-

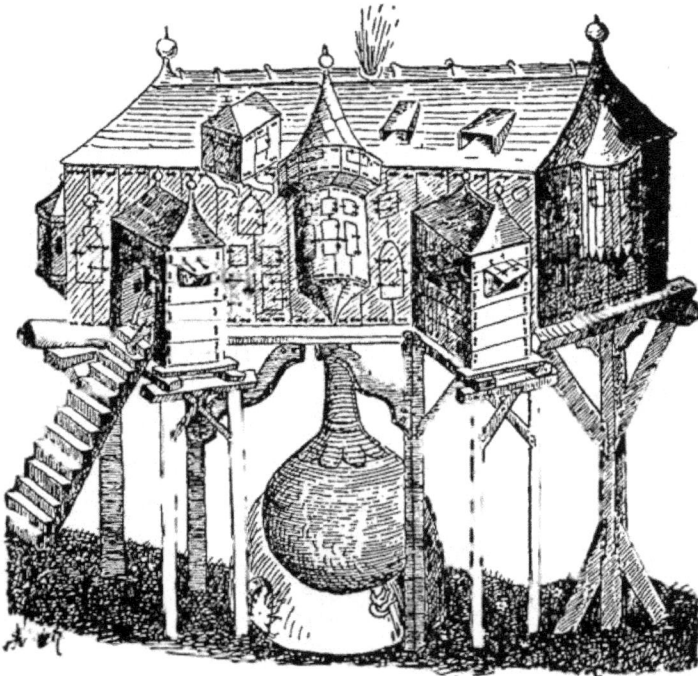

Fig. 4. Dampfbad im Mittelalter.

mittelbar in die Schwitzkammern leitete. Im First des Daches
ist eine Oeffnung angebracht, aus der der überflüssige Dampf
entweichen konnte. Bei demselben Autor finden wir auch ein
als „Wannenbad" bezeichnetes Bauwerk, das seiner Aehnlichkeit
nach mit dem obigen jedenfalls eine Kombination von Wannen-
und Dampfbad dargestellt hat. (Fig. 4 u. 5.)

Werfen wir einen Rückblick auf das bisher Erwähnte, so

stellt sich uns der Gebrauch kunstwarmer Wasser — wie Schwitzbäder im Mittelalter als ein in allen Schichten der Gesellschaft
weithin verbreiteter dar, der zu einer festen Volkssitte geworden
war und seine höchste Blüte gegen Ende des Mittelalters erreichte.
Den Beweis hierfür bietet die Einbeziehung der Badestuben in
die landesherrlichen Regale, die Verabreichung von Badegeld als
einer Art von Trinkgeld, die zahlreichen in grossen wie kleinen

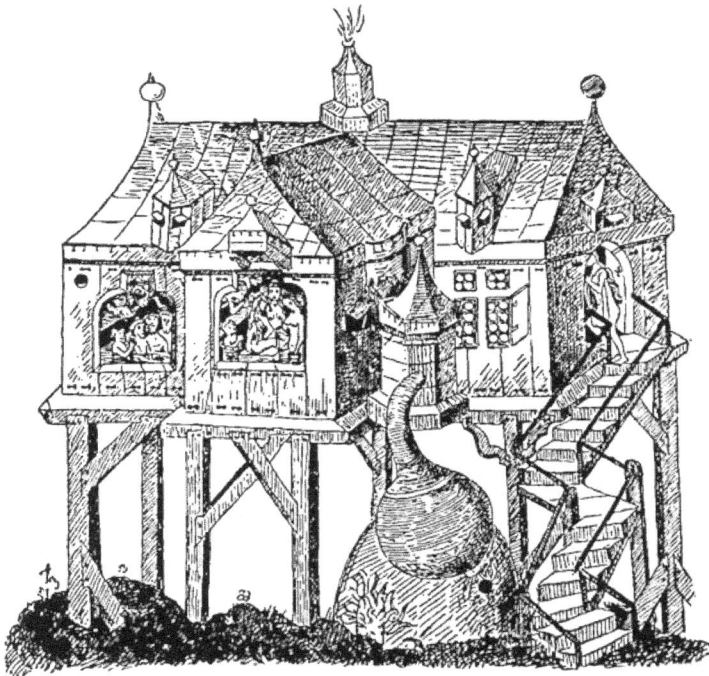

Fig. 5. Wannen- und Dampfbad im Mittelalter.

Orten bestehenden öffentlichen Badeanstalten und Hausbade-
stuben, die Sitte Badegewänder als Geschenke zu verteilen, das
sorgfältige Anmerken der günstigen Badezeit in den in aller
Händen befindlichen Kalendern. Auch in der Gesetzgebung
bekam diese Sitte feste Formen: In manchen Orten besassen die
Badestuben eine Art Asylrecht, nord- wie süddeutsche Stadtrechte
führen die Badestube in gleicher Bedeutung wie Markt und

Kirche als ständig frequentierte Orte auf, die mit zur Notdurft
des Lebens gezählt werden; so wurde im Jahre 1369 einer
Bürgerin in Regensburg als Strafe auferlegt, ein ganzes Jahr
nicht aus ihrem Hause gehen zu dürfen ausser zur Beichte, zu
Gottes Leichnam und nach ihrer Notdurft ins Bad; so musste
ein Mörder ein ganzes Jahr den Verwandten des Erschlagenen
auf der Gasse, dem Kirchgange und an den vier ehehaften Orten
(Wirtshaus, Badestube, Mühle und Schmiede) ausweichen etc.
Baden war ein derart unentbehrliches Bedürfnis geworden, dass
nicht wenige, besonders in nördlichen Ländern, ohne Bad nicht
leben zu können vermeinten, und dass mancher Orten der Bader
unter Strafandrohung für den Unterlassungsfall zweimal wöchentlich das Bad zu heizen hatte, dass es ferner Exkommunizierten
als ein Teil der Busse galt, sich des Bades enthalten zu müssen,
wie auch dass es als ein hoher Grad der Askese angesehen wurde,
freiwillig darauf zu verzichten.

Aber dieser häufige Gebrauch der Schwitzbäder stieg allmählich zu einem solchen gesundheitsgefährdenden Uebermass,
dass man zuerst ärztlicherseits ihm entgegentrat. Man warf ihm
vor, dass er weichlich mache, dass er Kopfschmerz verursache,
dass er schädlich auf das Sehorgan wirke und für Podagra wie
für Kontagien den Körper empfänglich mache. Martin Ruland
wies in seiner Schrift vom Wasserbaden (1568) darauf hin, dass
gewissen Körperkonstitutionen das Schwitzbad geradezu schädlich
sei, und der um die Volksbelehrung vielfach verdiente Franziskus
Rapard spricht sich in folgender Stelle über die Nachteile übermässigen Badegebrauches aus: „Durch richtigen Gebrauch von
Bädern werden viele Krankheiten verhütet und gehoben, durch
Missbrauch derselben aber entstehen auch viele Uebel." Ferner
rügte man die hohe Temperatur der Schwitz- wie Wasserbäder
als gesundheitsschädlich, ebenso das lange Verweilen im Bade —
manche blieben vier Stunden lang darin —, nicht minder den
Unfug, den Bader durch unmässiges Applizieren von Schröpf-
köpfen vielerorts trieben. Die Anwendung der Schröpfköpfe
scheint aus Italien nach Deutschland gekommen zu sein, ohne

dass sie sich hier in ärztlichen Kreisen, die den Aderlass bevor-
zugten, stark einbürgern konnte. Um so eifriger sehen wir die
Bader sich damit befassen; denn da zur Förderung der Wirk-
samkeit der Schröpfköpfe der Patient zuerst ein Bad nehmen
musste, kam es von selbst, dass die Badestube die Hauptstätte
des Schröpfens wurde, dass der Schröpfkopf auch die Bezeichnung
„Baderskopf" und in Niedersachsen der Bader selbst die Bezeichnung „Kopfsetzer" erhielt. Es waren also, wenigstens in
Deutschland, vorzugsweise Bader, denen sich dadurch eine neue
Erwerbsquelle öffnete, sie waren es, die dem Schröpfen Eingang
im Volke zu verschaffen suchten, und zwar mit solchem Erfolge,
dass bereits in der Mitte des XV. Jahrhunderts bei Männern wie
Frauen das Schröpfenlassen zu den am häufigsten angewandten
Präservativ- und Heilmitteln gehörte. Kalender und diätetische
Volksschriften bemächtigten sich auch dieses Unfugs und gaben,
gleichwie beim Baden und Aderlass, auch hier die günstigste
Zeit für das Schröpfen an. Vor des Baders Schröpfkopf war
keine Stelle am ganzen Körper sicher (Guarinonius) und schliesslich stieg die Zahl, welche den Badenden appliziert wurden, zu
einer solchen blutigen Höhe, dass das von schnöder Gewinnsucht
geleitete Verfahren der Bader in den ärztlichen Kreisen heftigen
Widerspruch erfuhr. Den Impuls zum Kampfe gegen die gesund-
heitsschädliche Anwendung der Schwitzbäder und der mit ihnen
verquickten Prozeduren gaben die Aerzte Italiens, die in Wort und
Schrift den Missbrauch, der mit den Schwitzbädern getrieben
wurde, bekämpften und an deren Stelle zur Förderung der
Schweissabsonderung gymnastische Uebungen als heilsamere Massnahmen und weiterhin kalte Uebergiessungen als therapeutische
Agentien empfahlen.

Neben den gesundheitsschädlichen übten die öffentlichen
Badestuben einen sittenverderblichen Einfluss aus. In ihrem Entstehen Anstalten zur Förderung der Gesundheit, entarteten sie
allmählich zu Herbergen des Lasters. Diese Sittenlosigkeit scheint
sich zunächst unter dem Einfluss der Kreuzzüge entwickelt und
von Frankreich und Italien nach Deutschland verbreitet zu haben.

Durch den längeren Aufenthalt der Kreuzfahrer im Orient wurden die Abendländer mit der verweichlichenden Ueppigkeit des Morgenlandes und seiner Bäder bekannt und übertrugen diese Ausschweifungen in die Heimat, wo unter dem Einfluss erhöhten Wohlstandes vielfach die frühere einfache Lebenssitte einer gesteigerten Genusssucht wich. Aber dieses äusseren Umstandes bedurfte es eigentlich nicht; lag doch in dem bisherigen Charakter der Badestuben schon genügend Untergrund, um der Sittenlosigkeit Vorschub zu leisten; dies war die totale Mischung der Geschlechter! Nicht nur dass die Bedienung, wie schon erwähnt, meist eine weibliche und zwar eine mehr wie leichtgeschürzte war, so trat auch im Bade selbst in vielen Fällen keine Trennung der Geschlechter ein. Dass Gatte und Gattin zusammen in einer Badewanne sassen, war selbstverständlich und entbehrt wohl auch nach unseren Begriffen keiner stärkeren Anfechtung: Allein auch jegliches andere, nicht zueinander gehörige Menschenvolk badete ungeniert zusammen. In früheren Zeiten des Mittelalters war das gemeinschaftliche Baden beider Geschlechter durch kirchliche Gesetze verboten; seit der Zeit der Kreuzzüge aber setzte man sich mit Leichtigkeit darüber hinweg, und an vielen Orten wurde das gemeinsame Baden förmlich zur Sitte. Zappert berichtet z. B., dass zu Basel dies bis 1431 in den meisten Badestuben, sowie im Rheingau noch später der Fall war, und dass damals zu Baden in der Schweiz Männer und Frauen der unteren Volksklassen mit einander ganz nackt, Männer und Frauen höheren Standes, jene mit einem Schurz, diese mit einem weitausgeschnittenen Badelaken zusammen sich badeten, und dabei auch den Blicken anderer, welche von einer Galerie herab zusahen, sich preisgaben. Endlich hatten viele Badestuben nur ein einziges Auskleidezimmer, welches von beiden Geschlechtern zugleich benutzt wurde. Aus diesem Grunde ward auch um 1550 in der Badeordnung für das Glotterthal vorgeschrieben, dass jeder Mann sein Beinkleid und Hemd und jede Frau oder Jungfrau ihr Hemd nicht eher als an der Badewanne selbst ablegen solle. Doch noch 1591 lesen wir in einer Chronik

Stuttgarts, dass in der Esslinger Vorstadt achtzehn Personen männlichen und weiblichen Geschlechts einen ganzen Tag und eine ganze Nacht mit einander im Bade gewesen seien. So galten um die Mitte des sechzehnten Jahrhunderts die öffentlichen Badestuben in den deutschen und in den niederländischen Städten ziemlich allgemein als die Gelegenheiten, die „am meisten zur Anreizung der Unkeuschheit erbauet sein", und da half kein Eifern und Zetern von kirchlicher Seite her, kein Beichtspiegel und keine Bussordnung gegen diese Missstände. Eine wirkliche Abhilfe sollte erst von anderer Seite herkommen! Ehe wir diese betrachten, müssen wir noch kurz bei der sozialen Stellung des Badergewerbes, wie sie von diesen eben geschilderten Umständen beeinflusst wurde, verweilen. Im Zusammenhang mit der mehr und mehr zunehmenden Gefährdung der Sitten in den Badestuben sanken auch deren Besitzer, die Bader, in der allgemeinen Achtung. Man zählte sie zu den „anrüchigen" Leuten, deren Gewerbe als unehrlich angesehen wurde. Die Statuten der Bruderschaften schlossen sie von der Mitgliedschaft aus, sie konnten nicht in den Rat der Stadt aufgenommen werden, kurzum Ehrenämter oder die Zugehörigkeit zu besonderen Vereinigungen waren ihnen verschlossen. Von den italienischen Badern sagt Thomas Garzoni, dass man wenige finde, die nicht Kuppler und Gelegenheitsmacher seien, die nebenbei Kammern zu erotischen Zusammenkünften herleihen. Als anrüchigen Leuten ward ihnen an manchen Orten das Tragen der Waffen verboten, in Geburtsscheinen bezeugte man, dass der Betreffende ehrlicher Leute Kind und nicht von Badern, Spielleuten etc. herstamme. Sie rekrutierten sich zuweilen aus der Reihe verkommener Studenten, die sich mehr auf Völlerei als auf das Studium gelegt hatten; diese ziehen nachmals, wie Johann Geyler 1498 sie schildert, „inn dem land herumb, der ein wird ein Gauckler, oder spilmann, der dritt ein Teryackskremer, der viert ein bader". Neben diesen Hauptmomenten des inneren Wesens der Badestuben war noch ein Umstand, der zu Beargwöhnungen Veranlassung gab, das war der, dass man sie als Stätten politischer

Zusammenkünfte von Unzufriedenen und Neuerungssüchtigen ansah und in jener geistig so sehr bewegten Zeit, zu Ausgang des fünfzehnten und zu Anfang des sechzehnten Jahrhunderts, in ihnen die Brutstätten — und nicht mit Unrecht — politischer und religiöser Umwälzungen vermutete. „Dort sitzen sie im Badestüblein", heisst es in einer Predigt aus der ersten Hälfte des sechzehnten Jahrhunderts, „und reden ketzerisch wider Gott und den Kaiser."

Traten nun unter dem Einfluss der ärztlichen Bedenken wie der zunehmenden geistlichen Bekämpfung der Sittenlosigkeit in den Badestuben auch Spuren verminderten Badebesuches auf, so war es doch vor allem ein äusseres Moment, das im Verein mit den oben erwähnten Nebenumständen dem plan- und ziellosen Badeunfug ein Ende setzte, das war das Hereinbrechen der Volksseuche im fünfzehnten und sechzehnten Jahrhundert! Die Lepra, die den Schwitzbädern als vermeintliche Panacee eine universelle Verbreitung geschaffen hatte, war erloschen und an ihre Stelle die Syphilis getreten. Im Jahre 1509 wurde zu Nürnberg das Franzosenhaus erbaut. Wurden gegen Lepra Schweissbäder empfohlen, so mahnte man jetzt die von Syphilis Befallenen nicht bloss vom Gebrauche derselben ab, sondern warnte überhaupt vor dem Besuche öffentlicher Badestuben und untersagte an manchen Orten den Badern unter Strafandrohung derartigen Kranken den Eintritt in ihre Badestuben zu gestatten. Diese begründete Furcht vor Ansteckung entzog den öffentlichen Badestuben einen nicht geringen Teil besonders der vermögenderen Besucher. Und als nun die Pest im Laufe desselben Jahrhunderts zu wiederholten Malen ihren Schreckenslauf durch die europäischen Gefilde nahm, da wurden die öffentlichen Badestuben seitens der Obrigkeit völlig geschlossen, und als man sie nach Erlöschen derselben wieder öffnete, war der Reiz geschwunden und das Publikum wagte aus Furcht, sich darin zu beflecken, sich nicht mehr hinein. So verödeten die Badestuben, zumal noch ein rein wirtschaftlicher Umstand den Ruin derselben mit herbeiführen half. Durch eine masslose Raubwirtschaft war der

Bestand der Wälder im sechzehnten Jahrhundert derart gelichtet, dass eine enorme Preissteigerung des Holzes eintrat. Dieser, den Badern unentbehrliche Brennstoff veranlasste durch seine Teuerung auch ein Steigen der Preise für die Bäder, und als sich dies mehrfach wiederholte — die Badestübner Berlins erhöhten z. B. das Badegeld auf acht gute Pfennige und verlangten ausserdem noch Trinkgeld, so dass die Kosten auf zwei Groschen (gegenüber einigen Pfennigen, die es früher kostete) sich belief —, blieben auch die unteren Klassen der Bevölkerung fort, und so geschah es, wie Zappert bemerkt, dass „die Axt, welche die Urwälder niederlegte, auch die Reihen des Badepublikums lichten half".

Mit der Abnahme des Gebrauches der öffentlichen Badestuben treten wir in eine neue Phase des mittelalterlichen Badewesens, in die sich von Jahr zu Jahr steigernde Frequenz des Aufsuchens naturwarmer Quellen, im Gegensatz zu kunstwarmen Bädern Wildbäder genannt. Die Römer hatten bekanntlich bereits zur Kaiserzeit einen übertriebenen Kultus der Mineralbäder getrieben und ihre Badeorte zu Städten rauschender Vergnügungen und lebensfroher Lustbarkeiten gemacht. Mit dem Hingang der römischen Weltherrschaft war der äussere Glanz der Bäder geschwunden, nichtsdestoweniger erfreuten sie sich auch die ganze weitere Zeit hindurch eines lebhaften Badegebrauches, wurden vielfach besungen und von den Aerzten Italiens, den Vätern der Balneographie, mannigfach beschrieben. Erst in späterer Zeit nahmen die italienischen Aerzte auch von deutschen Mineralquellen Notiz. Hier, in Deutschland, waren, wie Aachen und die althochdeutschen Ortsnamen Badun (Baden), Wisibadun (Wiesbaden) zeigen, Mineralquellen schon in der Frühzeit nicht unbekannt, allein ihre Benützung als Heilquellen kamen erst in späteren Jahrhunderten in Aufnahme. Des späterhin so zahlreich besuchten Pfeffers gedenkt bereits eine Urkunde König Heinrichs III. im Jahr 1050, am Ende des XIII. Jahrhunderts war Plummers (Plombières) im Wasgau von Badenden vielfach besucht, und von nun an mehrte sich die Zahl der dem allgemeinen Gebrauch anheimgeführten Mineralquellen, zumal die

Aerzte die Wirkungen derselben zu studieren und bald enthu-
siastisch zu verehren begannen. Viele Mineralwässer waren infolge
der häufigen Verbindungen der Bäder mit Kirchenbauten und
der praktischen Thätigkeit vieler Mönchsorden im Besitztum von
Klöstern. Vorzugsweise war es der viel verbreitete Benediktinerorden, den wir im Besitze von Warmbädern finden. Die Thermen
von Arles wurden 786 sein Eigentum, gleichzeitig waren dies
auch wohl die von Burtscheid, die später in den Besitz einer
reichsunmittelbaren Nonnenabtei übergingen. Die Saline von
Kissingen wurde 823 dem Benediktinerorden in Fulda geschenkt,
Benediktiner vermieteten gegen 1140 das Rippoldsauer Bad mehrere Jahrhunderte hindurch. Eine Reihe balneologischer Abhandlungen der italienischen Aerzte gaben Verhaltungsmassregeln
über den Gebrauch der Heilquellen, vor allem war es Savonarola,
der eingehend ihre Anwendung und Wirkung schilderte und unter
dem Einflusse der damaligen Geistesrichtung eine Reihe von Vorschriften aufstellte, die die Aerzte Deutschlands, die klimatische
Verschiedenheit beider Länder völlig ausser Augen lassend, blind-
lings acceptierten. So empfiehlt er den Frühlingsmonat Mai als
günstigsten Bademonat, dasselbe wiederholen trotz der proble-
matischen Wärme dieses Monats in nördlichen Ländern deutsche
Baderegeln und Kalender, und von da an gelten Maibäder, womit
man auch überhaupt Wasserbäder im Gegensatz zu Schwitzbädern
bezeichnet, als besonders heilkräftig und erquickend. So wird
der Wein von einem seiner poetischen Verehrer „Du suess meyen-
pad meiner Zungen" genannt, und ähnliche Hinweise finden wir
allerorts. Diese Maienbäder wurden zum Volksbrauch — werden
selbst auch heute noch in weiten Volkskreisen sogenannte „Mai-
kuren" vorgenommen — bei dem man sich gegenseitig Geschenke
machte. Wenn die Aerzte Italiens vom Gebrauch der Bäder im
Juli abraten, so beeilen sich die Deutschen, diesen Monat gleichfalls in Acht und Bann zu thun, so zum Beispiel „Julius — alles
pad ist ungesundt".

Das Beispiel Italiens übte jedoch nicht nur auf die Baderegeln, sondern überhaupt auf den lebhafteren Besuch der Heil-

quellen einen bestimmenden Einfluss; die dort studierenden, der Arzneiwissenschaft beflissenen Deutschen brachten den Enthusiasmus für den Gebrauch der Heilbäder in die Heimat mit. Man proklamierte diese als Universalmittel, als Panacee gegen alle Krankheiten, und in einer weit verbreiteten Schrift jener Zeit heisst es: „Es sind derjenigen nit wenig, welche dafür halten, es seye der Saurbrunn und andere Bäder gleichsam eine Panacea, das ist eine solche Artzney, die alle gebrechen des Leibes heilen könne." Auch National- wie Lokalpatriotismus und Eigeninteressen spielen mit, um den deutschen Mineralquellen ein zahlreiches Publikum gewinnen zu helfen. So verbreitet sich durch Anempfehlung der Aerzte, sowie der Universitätslehrer, vor allem auch durch das Beispiel des grenznachbarlichen Lothringen, der Gebrauch deutscher Heilquellen, von Westen nach Osten vorschreitend, unter allen Klassen der Gesellschaft. So unternahm Abt Albert von St. Emmeram bereits im Jahre 1352 eine Badereise; als 1376 Meister und Konvent des heiligen Geisthospitales zu Ulm eine neue Präbendenmesse stifteten, ward bestimmt, dass der jeweilige Inhaber dieser Pfründe alljährlich auf zwanzig Tage in ein Mineralbad ziehen könne. Fürsten und Könige unternahmen Badefahrten, so benützte Friedrich III. 1473 die Heilquellen zu Baden-Baden, ebenso Kaiser Max 1517, 1539 zog Herzog Ludwig von Bayern unter glänzendem Pomp nach Gastein, und in derbdrastischer Ausdrucksweise schreibt 1545 Herzog Ulrich von Württemberg seinem im Wildbad im Schwarzwald zur Kur befindlichen Sohne: „Wenn auch das Bad zum allerbesten geriete, so ist keine andere Vermutung, als dass du nach solchem Bad so feist werdest, wie eine Mastsau." Selbst Arme besuchten Badeorte. So wurden in Nürnberg kranke Arme, die sich nach solchen Heilquellen verfügen wollten, mit einem Wildbad-Almosen beschenkt; das grosse Bad zu Baden-Baden war (1480) von „alter her armen ellenden menschen umb Gotteswillen allweg fry".

Allein nicht die wirklich oder eingebildete heilkräftige Wirkung der Mineralquellen war es allein, die im mittelalterlichen Badewesen die Aera der Badefahrten anbahnte, vielmehr trug

dazu weltliche Lust, die die Kurorte zu den lockersten Vergnü-
gungsorten umgestaltete, ein gross Teil bei und liess geradezu
einen Taumel nach Badereisen, der sich allen Gesellschafts-
schichten mitteilte, vom Beginn des 16. Jahrhunderts ab entstehen.

Mit Hintansetzung aller ärztlichen Vorschriften wurde in diesen
Badeorten geprasst und geschlemmt, Exzesse in Baccho et in
Venere gehörten zur Tagesordnung und ein raffiniertes Genuss-
und Wohlleben füllte die Zeit des Kuraufenthaltes aus. Bis an
den lichten Morgen — so berichten uns zahllose Sittenschilderer
der damaligen Zeit — wurde gezecht, gespielt und gebuhlt, während
des Badens gegessen und getrunken, kurzum ein Leben geführt,
das jedem vernunftgemässen Kurgebrauche Hohn sprach. Auf
Abbildungen in Kalendern und Badeschriften sehen wir Badende
mit mächtigen Flaschen und Bechern im Bade sitzend, in einem
grossen geographischen Werke der damaligen Zeit eine bildliche
Darstellung des sogenannten Frauenbades in Baden bei Wien,
in dessen Mitte eine Badende, in der Rechten ein Stempelglas,
in der Linken einen mit roter Flüssigkeit gefüllten Humpen
haltend, sich dem Beschauer bemerkbar macht. Rechts lehnt
auf dem Legbrett ein bescheidenes Kändlein, während links eine
Dienerin eine stattliche Pastete herbeiträgt. Man scheint, wie
folgende Reime verraten, Versündigungen gegen die Badeordnung alsogleich mit Wein im Bade gebüsst zu haben.

> „Nimm mit dir ein voll wein kandel
> Und bekommst du in pad einen Handel
> So sei stäts willig und bereit
> Zu bussen mit dem Kandel deine tumpheit.‟

Auch scheint man mit den Versen

> „Aussig Wasser inne Wein
> Lasst uns alle frölich sein‟

einander im Bade zugetrunken zu haben.

Ausser Gastgebereien, Vergnügungen aller Art etc., die mit
den „Badefahrten‟ verbunden waren, war es auch Sitte, Bade-
geschenke zu geben. Sie bestanden aus Lebensmitteln, Geld,

silbernen Trinkgeschirren und wurden von Verwandten und
Freunden dem, der eine solche Fahrt antrat, gespendet. Ein
Modebad allerersten Ranges war Baden in der Schweiz, zu dem
Tausende und Abertausende jahraus jahrein pilgerten. Fürsten
und Herren, die dorthin kamen, wurden von der Obrigkeit in
Zürich mit derlei Geschenken begrüsst, ja man ging so weit,
auch den eigenen im Bade befindlichen Magistratspersonen und
vornehmeren Geistlichen von Obrigkeitswegen Geschenke an Geld
und Silbergegenständen zu senden. Noch aus dem Jahre 1665
wird uns von einer grossartigen Schenkung an Geld und Lebensmitteln aller Art (Hirsch, Wildschwein, Eier, Semmeln, Nasch-
werk etc.) berichtet. Mit der Zeit schrumpfte diese Freigebigkeit
auf das Zusenden von einigem Backwerk ein, wie es noch im
18. Jahrhundert üblich war. Vor allem war es der weibliche
Teil der bemittelten Klassen der Gesellschaft, der auf den Besuch
solcher Kurplätze im höchsten Grade erpicht war, so dass sie,
wie Guarinonius sich höchst ungalant ausdrückt, „viel weniger
als die Gänns und Enten des Wassers geraten können und jede
irgend eine Krankheit vorzuschützen wisse, um vom häuslichen
Heerd nach einem Badeort zu entschlüpfen, damit sie dort lustig
ihren Ehemännern eine waxene Nase träen künden". Da auch
einzelne Badeorte in den Geruch kamen, die Unfruchtbarkeit zu
heilen, so war dies ein Grund mehr für das Zuströmen von Ehe-
frauen, die in dem Gebrauch der Bäder Abhilfe gegen die
Conceptionsunfähigkeit suchten. Hierin stand Bad Gastein in
erster Reihe, auch Baden bei Wien wurde nach dieser Richtung
hin empfohlen. Auch als kosmetisches Mittel, jugendliches Aussehen zu erhalten und wiederzugeben, wurde das Mineralbad
angesehen. Da nun „herzlose" Ehemänner aus guten Gründen
sich zuweilen derartigen Badefahrten ihrer Ehehälften zu wider-
setzen wagten, so liessen sich Bräute des XVIII. Jahrhunderts, um
sich solcher tyrannischer Willkür zu entziehen, die Genehmigung
zu einer alljährlichen Badereise ehekontraktlich sicherstellen,
namentlich die Frankfurter Bräute den Besuch von Schwalbach.
Diese Vorsicht erscheint um so erklärlicher, als sich die öffent-

liche Meinung mehrfach gegen diese dem Eheglücke und Familien-
wohlstande — denn Reisen und Aufenthalt in den Kurorten
waren sehr kostspielig — wenig förderlichen Badefahrten der
Art unliebsam aussprach, so dass bereits in einer der zweiten
Hälfte des XVII. Jahrhunderts angehörenden, von Kupferstichen
begleiteten Schrift über die deutschen Mineralquellen eine dieser
Abbildungen, die das Gebaren der weiblichen Gäste in Kurorten
veranschaulicht, durch die Verse

> Der Mann schafft Tag und Nacht, badet in seinem Schweiss,
> Alles die Frau verzehrt in ihrem Bad mit Fleiss"

illustriert erscheint. Viel besser als die Frauen mögen die Männer freilich auch nicht gewesen sein. Schon im XV. Jahrhundert muss der
Frankfurter Rat häufig und regelmässig den angesehenen Beamten,
wie dem Stadtschultheiss, den Dorfamtmännern etc. Urlaub zu
Badereisen gewähren, und im XVI. Jahrhundert sehen wir Geist-
liche und Laien in grosser Zahl nach den besuchtesten Badeorten — Baden bei Zürich, Baden bei Wien, Baden-Baden, und
wie sie alle heissen mochten — wallfahren, weniger um Heilung
von Gebrechen, als um Vergnügungen aller Art zu suchen. Eine
Schilderung des Treibens in diesen mittelalterlichen Modekurorten,
seinen Lustbarkeiten und Freuden hat uns der Humanist Joh.
Franz Poggio aus Florenz (1380—1459) hinterlassen, der den
Papst Johann auf die Kirchenversammlung zu Konstanz begleitete
und von dort aus, um sein Chiragra zu heilen, Bad Baden bei
Zürich besuchte. In einem Briefe, den er im Jahre 1417 an seinen
Freund Nicolo Nicoli von hier aus richtete, der in seinen Werken
zuerst abgedruckt und seither öfter mitgeteilt worden ist — am
besten hat ihn Gustav Freytag in seinen Bildern aus der deutschen
Vergangenheit wiedergegeben — findet sich folgende ausführliche
und teilweise recht lascive Schilderung: „Hier im Bade", schreibt
er jenem Freunde, „gewährt die Lage des Ortes der Seele keine
oder doch nur sehr geringe Ergötzung; alles andere aber hat so
unendlichen Reiz, dass ich mir öfters träumen konnte, Cypria
selbst und was sonst die Welt Schönes in sich fassen mag, sei
in diesen Wäldern zusammengekommen, so sehr hält man hier

auf die Gebräuche dieser Göttin, so sehr findest du da ihre Sitten und losen Spiele wieder.

„Ungefähr eine Viertelstunde von der Stadt, dicht am Flusse, hat man zum Gebrauch der Bäder einen schönen Hof angelegt, in dessen Mitte sich ein grosser Platz befindet, ringsum von prächtigen Gasthäusern umgeben, die eine Menge Menschen fassen können. Jedes Haus hat sein eigenes Bad, dessen sich nur diejenigen bedienen, die in demselben wohnen. Die Zahl der öffentlichen Privatbäder beläuft sich zusammen wohl auf dreissig. Für die niedrigste Klasse des Volkes sind zwei besondere, von allen Seiten offene Plätze bestimmt, wo Männer, Weiber, Jünglinge und Jungfrauen, kurz alles, was vom Volke zusammenströmt, zugleich badet. In diesen befindet sich eine die beiden Geschlechter absondernde Scheidewand, die jedoch nur Friedfertige abhalten können, und lustig ist es anzusehen, wie zugleich alte Mütterchen und junge Mädchen nackend vor aller Augen hinabsteigen und ihre Reize den Augen der Männer preisgeben. Mehr als einmal hat mich dies köstliche Schauspiel belustigt, die Spiele der Flora in Rom sind mir dabei eingefallen, und ich habe bei mir selbst die Einfalt dieser guten Leute bewundert, die dabei nicht das mindeste Arge denken oder reden.

„Die besonderen Bäder in den Gasthöfen sind sehr schön ausgeschmückt und beiden Geschlechtern gemein. Zwar werden dieselben durch ein Getäfel getrennt, aber verschiedene Ablassfensterchen sind darin angebracht, durch die man miteinander trinken und sprechen und sich also gegenseitig nicht bloss sehen, sondern auch berühren kann, wie das häufig alles geschieht. Ausserdem sind in der Höhe Gänge angebracht, wo sich Männer zum Plaudern einfinden, und wohlverstanden steht jedem frei in das andere Bad einen Besuch zu machen, zu scherzen und sein Gemüt zu erheitern und beim Eintritt wie beim Aussteigen schöne Frauen entblösst zu schauen. Keine Posten bewachen hier die Zugänge, keine Thür und vor allem keine Furcht vor Unanständigem verschliesst sie. In mehreren Bädern treten sogar beide Geschlechter durch denselben Eingang ins Bad und nicht selten trägt es sich zu, dass der Mann einer Frau begegnet. Doch binden die Männer eine Art von Schurz um, und die Weiber haben ein Linnengewand an, welches von oben bis in die Mitte oder an der Seite offen ist, so dass weder Hals, noch Brust, noch Arme, noch Schultern bedeckt sind. In dem Bade selbst speisen die Frauen häufig von allseitig zusammengetragenen Gerichten an einem Tisch, der auf dem Wasser schwimmt, wobei sich natürlich auch die Männer einfinden. In dem Hause, wo ich badete, wurde auch ich eines Tages zu einem solchen Fest eingeladen. Ich gab einen Beitrag, ging aber trotz allen Zuredens nicht hin und zwar nicht aus Schüchternheit, die man hier für Faulheit und bäuerisches Wesen hält, sondern weil ich die Sprache nicht verstand, denn es kam mir abgeschmackt vor, dass ein des Deutschen unkundiger Welscher einen ganzen Tag zwischen Schönen im Bade stumm und sprachlos bloss mit Essen und Trinken zubringen sollte. Zwei meiner Freunde hingegen fanden sich wirklich ein, assen, tranken, tändelten, sprachen durch einen Dolmetsch mit den Frauen, wehten ihnen mit einem Fächer Kühlung zu, kurz, belustigten sich sehr. Ich sah alles von der Galerie, die Sitten und Gewohnheiten dieser Ehrenleute, ihr gutes Essen, ihren angenehmen zwanglosen Umgang.

„Mancher besucht täglich drei bis vier solcher Bäder und bringt dort den grössten Teil seines Tages mit Singen, Trinken und nach dem Bade mit Tanzen zu. Selbst im Wasser setzen sich einige hin und spielen Instrumente. Nichts aber ist reizender zu sehen oder zu hören, als wenn aufblühende oder erblühte Jungfrauen mit dem schönsten offensten Gesicht, an Gestalt und Benehmen Göttinnen gleich, zu diesen Instrumenten singen, dann schwimmt ihr leichtes zurückgeworfenes Gewand auf dem Wasser und jede ist eine andere Göttin der Liebe. Dann haben sie die artige Sitte, wenn Männer ihnen von oben herab zusehen, sie scherzweise um ein Almosen zu bitten; man wirft ihnen kleine Münzen zu, die sie mit der Hand oder mit dem ausgebreiteten Linnengewand auffangen. Ebenso wirft man ihnen auch aus allerhand Blumen geflochtene Kränze hinab, mit denen sie sich das Köpfchen schmücken. Diese vielfältige Gelegenheit, das Auge zu erfreuen und den Geist zu ermuntern, hatte einen grossen Reiz für mich, dass ich nicht nur selbst täglich zweimal badete, sondern auch die übrige Zeit mit Besuch anderer Bäder zubrachte und ebenfalls Münzen und Kränze hinunterwarf wie die anderen. Denn unter diesem immerwährenden Geräusch von Klang und Sang war da weder zum Lesen noch zum Denken Zeit, und hier allein weise sein wollen, wäre die grösste Thorheit gewesen, zumal für einen, dem nichts menschliches fremd ist. Zur höchsten Lust freilich mangelte noch die Unterhaltung durch Gespräche, die denn doch vor allen die vorzüglichste ist. Mir blieb also nichts übrig, als die Augen an den Schönen zu weiden, ihnen nachzugehen, sie zum Spiel zu führen und wieder zurückzugeleiten. Ausser solchem Genuss gab es noch andere von nicht geringem Reiz. Hinter den Höfen, allernächst an dem Flusse, liegt nämlich eine grosse, von vielen Bäumen beschattete Wiese. Hierher kommt nach dem Essen jedermann und belustigt sich mit Gesang, Tanz und mancherlei Spielen. Die meisten spielen Ball; aber nicht wie bei uns, sondern Männer und Frauen werfen einander, jeder dem, den er am liebsten hat, einen solchen Ball zu, worin viele Schellen sind. Alles läuft zu, ihn zu haschen; wer ihn bekommt, hat gewonnen und wirft ihn wieder seiner Geliebten zu; alles streckt die Hände empor, ihn zu fangen, und wer ihn hält, thut, als ob er ihn bald dieser, bald jener Person zuwerfen wolle. Unzählbar ist übrigens die Menge der Vornehmen und Gemeinen, die nicht sowohl der Kur als des Vergnügens wegen von hundert Meilen weit hier zusammenkommen. Alle, die lieben, alle, die heiraten wollen, oder wer sonst das Leben im Genusse findet, alle strömen hierher, wo sie finden, was sie wünschen. Viele geben körperliche Leiden vor und sind nur am Herzen krank. Da sieht man hübsche Frauen in Menge, die ohne ihren Mann, ohne Verwandte, nur in Begleitung zweier Mägde und eines Dieners hier anlangen oder etwa eines alten, alten Mütterchens von Muhme, die sich leichter hintergehen als bestechen lässt. Jede aber zeigt sich so viel als möglich in Gold

Silber und Edelstein, so dass man denken sollte, sie wären nicht
ins Bad, sondern zu der prächtigsten Hochzeit gekommen. Auch
Nonnen, Aebte, Mönche, Ordensbrüder und Priester leben hier in
noch grösserer Freiheit als alle übrigen; letztere baden sich wohl
gar mit den Frauenzimmern, schmücken ihr Haar mit Kränzen
und vergessen alles Zwanges ihrer Gelübde. Alle nämlich haben
einerlei Absicht, Traurigkeit zu verbannen, Vergnügen zu suchen,
keine Gedanken zu haben, als wie sie des Lebens und seiner
Freuden geniessen mögen. Keiner bemüht sich, der Gesellschaft
etwas zu entziehen, vielmehr sucht jeder sein Besonderes allgemein zu machen. Und zum Erstaunen ist es, wie bei der
grossen Menge (es mögen immerhin an die tausend Menschen da
sein), bei so verschiedenen Sitten, in einem so freudetrunkenen
Gemisch keine Händel, kein Zwist, kein Schimpfwort, kein
Murmeln, keine Beschwerde des einen über den anderen entsteht.
Da sehen Männer, wie mit ihren Weibern getändelt wird, das
alles bewegt sie nicht, sie wundern sich über nichts."

Soweit die Darstellung des italienischen Staatsmannes, die
uns einen Blick in das Milieu eines solchen mittelalterlichen Bades
werfen lässt, und von der Gustav Freytag mit Recht bemerkt,
„was der fremde Mann berichtet, ist noch nicht so arg, als die
Art, wie er es erzählt". Etwa 100 Jahre später scheint das Bewusstsein von der Sittenlosigkeit dieses Treibens in weitere Kreise
gedrungen zu sein, denn in einem Bericht über das obige Baden aus
der Mitte des XVI. Jahrhunderts von Dr. Pantaleon, Arzt, Professor und zeitweiliger Rektor der Universität Basel, lesen wir,
dass ehrbare Frauen diese Bäder mieden. Der Hauptreiz dieser
Bäder bestand eben in dem ungenierten Zusammenbaden der
Geschlechter, das übrigens — durch Badekleider gemildert — in
einzelnen Badeorten bis in unser Jahrhundert hinein üblich war.
Der Hauptunterschied der Badegewohnheit war das übermässig
lange Verweilen im Bade, das dazu nötigte, im Wasser zu essen
und zu trinken. Man steigerte die Badezeit gewöhnlich von einer
Stunde bis auf sechs Stunden des Tages, die man dann auf Vor-
und Nachmittag verteilte. Ausserdem verband man mit den

Badekuren eine Reihe von therapeutischen Massnahmen: Man nahm Abführmittel, liess sich zur Ader, und gebrauchte innerlich eine Reihe von Arzneimischungen. Dies natürlich nur seitens der wirklich Kranken, während der grosse Tross, der die Bäder des Vergnügens und der Lust wegen aufsuchte, wie wir oben gesehen haben, nur diesen beiden Zwecken uneingeschränkt lebte. In einem Holzschnitt von Dürer findet man Badeattribute, die der Ausdruck jenes Freudelebens sind, nämlich musikalische Instrumente, Trinkgefässe, Blumen und den sogenannten „Krätzer", ein Instrument, das man zu Friktionen des Körpers benutzte. In Tirol hatte man je nach der Art des betreffenden Bades eigene Bezeichnungen für dasselbe, in denen sich Volksanschauung und Volksspott ausdrückte. So nannte man die wegen ihrer Heilkraft in Wert stehenden und nur aus diesem Zweck besuchten Mineralquellen „Badl" ohne weiteren Zusatz, die, deren Ruf nicht sehr gross war, „Krätzenbadl" und die schliesslich, in denen nach dem dem obigen Beispiel zu Baden in Aargau eine Kur Nebensache war, „Fressbadl".

Das Badewesen des Mittelalters schuf, wie wir oben des näheren gesehen haben, ein eigenes Gewerbe, den Bader, unter dem wir uns ursprünglich nichts anderes vorzustellen haben, als den Besitzer oder Leiter einer Badestube. Die Geschichte der Baderzunft, die später so eng mit der Kulturgeschichte der Menschheit im allgemeinen und mit der Geschichte der Medizin und öffentlichen Gesundheitspflege im besonderen verknüpft war, verdient eine nähere Betrachtung der Entwicklung dieses Gewerbes und seiner Stellung im Staate.

Wir sahen, dass mit dem Baden meist zugleich ein Scheren des Kopfes verbunden war, das in den Badstuben von Knechten der Badewirte, sogenannten Scherknechten, ausgeführt wurde. Aus diesen Scherknechten entstand im Laufe der Zeiten das Gewerbe der Scherer und mit ihrer zünftlerischen Organisation beginnt der wirtschaftliche Kampf zwischen den Badern und Scherern einerseits und der der medizinischen Fakultäten mit beiden und dem Heere der Quacksalber, deren Nährväter jene beiden Zünfte waren, andererseits. Aus der eigentümlichen Stellung, aus der der Scherknecht als Arbeitnehmer des Baders zu

einem selbständigen Gewerbetreibenden herauswuchs, erklärt sich
das unklare Verhältnis, das zwischen beiden lange Zeit bestand.
Die eigentliche Geburtsstätte der Scherer waren die Klöster, wo
das Scheren des Hauptes und das Anlegen der Tonsur eine besondere Fertigkeit in der Handhabung des Rasiermessers — denn
dieses benutzte man dazu — notwendig machte. In manchen
Klöstern mögen Mönche einer dem anderen die Tonsur geschoren
haben, aber in den meisten fanden sich besondere Rasores vor,
und als die Mönche des Benediktinerordens und seiner Zweige
stets auch das Kinn sich glatt zu scheren begannen, führte sich
für den Scherer die Bezeichnung Barberius und in Deutschland
das ihm nachgebildete Barbierer (meist Balbierer gesprochen und
geschrieben) ein. So wurde das Kloster zur eigentlichen Schule
der Barbierer. Ferner waren die Mönche auch gehalten, zu bestimmten Zeiten sich zur Ader zu lassen, eine Thätigkeit, die
ebenfalls auf die Barbiere in den Klöstern, die meistens Laien-
brüder waren, überging. Somit fanden sich daselbst Individuen,
die ausser im Rasieren auch Fertigkeiten in kleinen chirurgischen
Eingriffen sich aneigneten, und es gab zweifelsohne solche, die
den Rasor und Minutor, d. i. der, der zur Ader liess, in einer
Person vereinigten. Als nun ein glattgeschorenes Kinn auch in
der Laienwelt, wahrscheinlich durch das Beispiel des höheren
Klerus veranlasst, Eingang fand, erweiterte sich auch die Kund-
schaft der Barbiere und mit dieser auch die Veranlassung, dass
sich mehr Leute diesem Geschäfte widmeten. Wir finden nun
unter den Personen des Gesindes fürstlicher Höfe auch Leib-
barbiere. Schon vor der Verbreitung der Rasur im Volke gab
es Aderlasser und ähnliche Individuen, die kleinere chirurgische
Handleistungen ausführten, auf Grund dessen, dass ja vor Stiftung
der Universitäten die Ausübung der Heilkunde völlig frei war
und von jedem getrieben werden konnte. Als man nun späterhin der Pflege des Haupt- und Barthaares grössere Sorgfalt zu-
wandte und solche Scherer sich durch ihre Stellung zu Herrschern
und Fürsten eines gewissen Ansehens erfreuten, sammelte sich
der ganze Tross dieser kleinen Chirurgen unter dem Namen

Rasor, Scherer oder Barbier. Einzelne von ihnen erwarben sich
Badstuben, vertauschten ihren auf blosser Handfertigkeit beruhen-
den Titel mit dem auf Besitz gegründeten, mit dem eines Baders,
und nun wurden die Badestuben zu direkten wundärztlichen
Verrichtungsstätten. Jene Scherer, die durch den Erwerb einer
Badestube in die Baderzunft übertraten, wurden Badermeister,
durften Lehrlinge halten, bildeten Baderknechte heran, die eine
grössere chirurgische Gewandtheit erlangten, als jene, die bei
blossen Badern ihre Lehrzeit durchmachten. Denn, um es
noch einmal zu wiederholen, die frühmittelalterlichen Bader
hatten nur hauswirtschaftliche Obliegenheiten in den Badestuben und liessen die von den Gästen gelegentlich des Badens
gewünschten diätetischen oder hygienischen Proceduren durch
Scherknechte, Minutoren etc. ausführen. Die Badestube war in
vielen Fällen die Herberge mancher Scherer, die zu unbemittelt,
um eine eigene Stube zu halten, hier unter dem Patronat
des Baders ihre Fertigkeiten ausübten. Dieser Uebergang vom
Scherer zum Bader bildete jedoch immer noch eine Ausnahme,
in grossen und ganzen waren die Funktionen zünftlerisch voneinander getrennt und beide Berufsarten bildeten eigene Zunft-
vereinigungen. Wie immer im Zunftwesen konnte es auch hier
nicht ausbleiben, dass Streitigkeiten über die Grenzgebiete der
einzelnen Verrichtungen entstanden und die beiden Zünfte sich
feindlich gegenübertraten. Diese Fehden wurden verschiedenartig
seitens der Städte geschlichtet: So durften die Bader zu Frankfurt a. M. scheren, jedoch ohne Becken auszuhängen, in Lübeck
nur an den Badetagen und nur ihren Badegästen Bart und Haar
abschneiden etc. Die im Laufe der Zeiten eintretende Zunahme
der Scherer, welche sich Badestuben erwarben und Baderknechte
heranbildeten, welche ihrerseits wieder diese an sich brachten,
veranlasste allmähliche Erweiterung des Kreises der hilfs-
ärztlichen Thätigkeit seitens der Bader und zwar in einem
solchen Masse, dass er schliesslich gänzlich mit dem der Scherer
oder, wie sie später hiessen, der „Barbierer" zusammenfiel und
beide Zünfte in eine verschmolzen. An einzelnen Orten geschah

dies schon in den ersten Dezennien des XV. Jahrhunderts. Wir
sehen jetzt die Bader gleich den Barbieren scheren, Köpfe
waschen, zur Ader lassen, Schröpfköpfe setzen, Verwundete ver-
binden. Doch auch sie verschwinden vom Schauplatz der öffentlichen Thätigkeit mit dem Augenblicke, wo die Universitäten die
Ausbildung der Chirurgen in die Hand nehmen. Nun erlischt
die Bezeichnung „Bader" in dem durch Jahrhunderte hindurch
gebräuchlichen Sinne. Die Badehalter werden auf ihr eigenstes
Gebiet, aus dem sie ursprünglich hervorgegangen, auf die Verwaltung der Badehäuser zurückgedrängt, und der operativ geübte Teil derselben geht in die Körperschaft der Wundärzte auf.

Das Badewesen des Mittelalters hat das klassische Altertum
mit seinem souveränen Kultus der Pflege des Körpers nie
erreicht: Die stolzen, unvergänglichen Zeugen jener Blütezeit
antiker Hygiene sind im Mittelalter einsam auf ihrer Höhe geblieben. Nach wie vor sind sie die fast unerreichbaren Vorbilder,
die heute noch nach Jahrtausenden in ihrer gewaltigen, blenden-
den Ausführung, in ihrer Vereinigung von Schönheit und Pracht,
von Lebensfreude und wohlthätiger Sorge vor uns stehen und
uns fast mit Neid erfüllen. Demgegenüber waren die Schöpfungen
des Mittelalters armselig und dürftig, waren Anlage und Badegebrauch primitiv und reizlos. Und doch hat auch das Mittelalter in einer Geschichte des Badewesens seinen Platz, denn zum
zweitenmal in der Entwicklung der Menschheit sehen wir, wenn
auch dem Geist und Geschmack der Zeit nur allzusehr unterworfen, eine Epoche auftreten, in der das Baden zu den unentbehrlichsten Bedürfnissen des alltäglichen Lebens gehört, in der
es zum Allgemeingut aller Klassen der Gesellschaft wird. In
diesem Punkte tritt es für den Hygieniker und Kulturhistoriker,
befreit von seinen sonstigen mannigfachen Schlacken, als kulturelle Errungenschaft hervor und lehrt uns, dass selbst in einem
Zeitalter, in dem Mystizismus und Askese das Heil des Körpers
einem falsch verstandenen Heile der Seele opferten, der Sinn
für die praktische Gesundheitspflege doch nicht ertötet war!

III. Bäder und Badewesen der Neuzeit.

Im Leben der Völker entstehen und vergehen die Errungenschaften der Kultur, Neues löst das Alte ab, und oft genug ist es nur ein matter Wiederschein unerreicht gebliebener Schöpfungen. Dem blühenden Zeitalter der Antike mit ihrer lebenswarmen und künstlerisch erhabenen Pflege des Körpers folgte die Vernichtung aller auf das Irdische gerichteten Gedanken durch das hereinbrechende Mittelalter. Allein auch die düstere und lebensfeindliche Askese verfällt dem ewigen Naturgesetz und im Dämmerlicht der mittelalterlichen Zeit erwacht neues Leben, ein neuer Trieb zur Pflege des Körpers. Die gewaltigen, Kunst und Harmonie in einzig schöner Art verbindenden Thermen werden abgelöst von den primitiven Badestuben und Badehäusern des Mittelalters, Gymnastik und die methodische Schulung des Leibes sind allerdings aus dem Kreis der Badesitten geschwunden, das kalte Wasser zurückgedrängt in ein kaum ans Tageslicht kommendes Dasein — allein ein wahrhaft volkstümlicher Drang lässt auch in diesen Jahrhunderten die so ungemein wohlthätigen Einrichtungen blühen und gedeihen und macht das Baden zu einem feststehenden Gebrauch, zu einer Sitte, die sich allen Klassen der Gesellschaft mitteilt. Mag auch manches Störende und Hässliche im Laufe der Zeiten erstehen, ·manche im Geiste und Charakter der Zeit liegende Unzucht die hygienischen Stätten zu Quellen der Sittenverderbnis umwandeln, eines bleibt jedoch als Grundcharakter dieser Jahrhunderte bestehen, das ist das alle Schichten der Bevölkerung durchflutende Lebensbedürfnis zu

baden, ein Moment, das in dem sonst so finsteren und jedes
Kulturfortschrittes abholden Zeitalter leuchtend uns entgegentritt
und mahnend unsere hochentwickelte Neuzeit, das Jahrhundert,
das so gern als das der Naturwissenschaften bezeichnet wird, an
ihre noch nicht erfüllten Pflichten erinnert!

Nachdem das Badewesen im 14. und 15. Jahrhundert noch
einmal den Höhepunkt seiner Entwicklung erreicht und im
17. Jahrhundert unter der Einwirkung der mannigfachsten, geschilderten Faktoren wieder in Nacht und Nebel versunken war,
verschwand das Baden als Volksgebrauch, und in jener Zeit
wurde die verhängnisvolle Grundlage geschaffen, an deren Folgen
wir heute noch kranken — die Entfremdung weiter Massen von
der Badegewohnheit, die Ausmerzung des Badens als allgemeine,
zur Lebenshaltung unentbehrliche Sitte. So bietet das Badewesen am Ausgang des 18. Jahrhunderts ein trübes Bild. Das
moderne westliche Europa hatte mit den Ueberlieferungen aus
dem Altertum sowohl wie aus dem Mittelalter vollständig ge-
brochen. Das kalte Baden in den Flüssen war in diesem Jahrhundert verpönt. Die Sittenpolizei schritt dagegen ein, „weil das
Baden der jungen Menschen und Buben sommerszeit sehr ärger-
lich und viel Schlimmes nach sich ziehet“. Im Jahre 1736
wurde in Baden durch Schulverordnung den Lehrpersonen be-
fohlen, ihre Schüler „vor dem so gemeinen als höchst gefährlichen und ärgerlichen Baden zu warnen und die Uebertreter zu
bestrafen“. Selbst Goethe nennt 1770 das öffentliche Baden eine
„Verrücktheit der Enthusiasten für den Naturzustand“. Das
Schwimmen lag infolgedessen völlig darnieder, Flussbäder für
das Volk gab es nicht, es fehlte kurzum an jeder Fürsorge für
eine Pflege der Volksgesundheit. Nur einzelne Philosophen und
Philantropen erhoben ihre Stimme für das Baden und Schwimmen
als Förderungsmittel der Gesundheit, aber sie blieben ungehört.
Auch die ersten Jahrzehnte des 19. Jahrhunderts wiesen nennenswerte Einrichtungen nicht auf. Man begnügte sich mit einigen
irgendwo aufgestellten Wannen, ohne sie häufig zu benutzen,
und nach wie vor galt das Baden als ein Luxus, den sich nur

der reiche Mann gestatten konnte. Oeffentliche Stadtbäder gehörten zu den Seltenheiten, die man ausnahmsweise in den
grossen Hauptstädten Paris und London antraf. Sie enthielten
nur Wannenbäder, solche mit Schwimmhallen gab es überhaupt
nicht. Ausschliesslich für die wohlhabenden Klassen bestimmt,
entbehrten sie jeden Anspruchs, Volksbäder zu sein, und da es
derartige nirgends gab, so war auch jede Möglichkeit dem Volke
zu baden genommen. Dies war der Stand des Badewesens nahezu
im gesamten Westen Europas, anders dagegen gestaltete sich die
Entwicklung im Osten und vor allem im Orient. Die Völker des
Islam unterlagen durch die Gebote ihres Religionsstifters Muhamed einer peinlichen Sauberkeit, die sich in Waschungen,
Bädern etc. geltend machte und als religiöse Handlung angesehen
wurde. Diese Bedeutung, die Muhamed der Reinhaltung des
Körpers gab und die wohl mit veranlasst durch das heisse Klima
der Länder des Islam als eine ausserordentlich weise hygienische
Massregel angesehen werden muss, zwang die moslemitischen
Herrscher, in erster Linie für Herbeischaffung guten und reichlichen Wassers zu sorgen, das nach den grossen Städten meist
durch meilenlange Leitungen herbeigeholt und dann in geeigneten
Behältern aufbewahrt werden musste. So entstanden, namentlich
in der Türkei, teilweise unter Benutzung der aus dem Altertum
und der Zeit der griechischen Kaiser herrührenden Bauten Wasser-
versorgungssysteme für die grossen Städte, so vor allem die sogenannten Suterasi oder hydraulischen Pyramiden, die im Gegensatz zu den brückenartigen Aquädukten der Römer das Wasser
nach dem Grundgedanken der kommunizierenden Röhren von
einem Thalrande zum anderen führen. Dies sind gemauerte
Bauwerke, gewöhnlich in Form einer abgestumpften Pyramide
oder eines Obelisken.

Die Notwendigkeit häufiger Waschungen behufs Erfüllung
der religiösen Pflichten gab ferner Veranlassung, nicht nur die
Moscheen, sondern auch alle Stadtteile mit Brunnen zu versehen.
Die Errichtung derartiger Brunnen gilt als fromme Stiftung und
wird für ebenso verdienstvoll als eine Pilgerfahrt nach Mekka

gehalten. Vielfach sind die Brunnen mit einem Pavillon verbunden, in dem Derwische zu jeder Tageszeit frisches Wasser an
die Vorübergehenden verteilen. Bei so vollkommenen Wasser-
versorgungseinrichtungen war auch die Anlage der Bäder keine
schwierige, zumal Araber wie Türken ihre Bäder zunächst in den
altrömischen Badeanstalten, die sie bei ihren Eroberungen vorfanden, einrichteten. Von den römischen Einrichtungen behielten
sie das Heissluftbad mit seiner Hypokaustenheizung bei. An den
Wasserübergiessungen nach dem Schwitzen hielten sie ebenfalls
fest. Dagegen streiften sie das Vollbad und das Schwimmbad
fast ganz ab, ebenso die bei den Römern mit dem Bade verbundene Gymnastik. Das arabische oder türkische Bad bildet
neben dem Kaffeehaus den Lieblingsaufenthalt des Moslem. Die
Hammâms sind Volksbäder. Viele sind von Grossen und Reichen
erbaut, um ein frommes Werk zu thun. Ihre Zahl ist ungeheuer
gross; sie fehlen in keiner Stadt, keinem Dorf des Orients, Konstantinopel allein hat nach der amtlichen Statistik vom Jahre
1885 169 öffentliche Bäder. Dieselben werden beständig geheizt
und sind für die Geschlechter getrennt. Wo dies räumlich nicht
durchführbar ist, tritt eine zeitliche Trennung ein, so baden die
Frauen an einzelnen Orten am Tage, die Männer des Nachts.
Die besseren Bäder der Städte, namentlich diejenigen für Frauen,
sind mit verschwenderischem Luxus ausgestattet. Maurischer
Stil und Farbenreichtum, Teppiche und kostbarer Marmor im
Innern, Springbrunnen und schattige Gärten ringsherum zeichnen
die Hammâms aus, deren prächtigste die in Damaskus sein
sollen. Für die Eingeborenen ist das Bad zuweilen unentgeltlich; auch findet man in den Höfen der sog. Abwaschungen
der Moscheen eine oder mehrere Kammern mit gemauerten,
auscementierten Wannen zum unentgeltlichen Bade für die
Armen. Wo das Bad nicht frei ist, wird kein fester Preis ge-
fordert, sondern jeder zahlt nach seinem Vermögen. Die Bäder
sind hauptsächlich Heissluftbäder; sie bestehen in Schwitzung,
Begiessung mittels kalten oder warmen Wassers, in Abseifen und
Massage. Das Irrationelle dieser Methode leuchtet ein: Während

wohlweislich die Völker des Altertums mit dem heissen Bade
die Gymnastik verbanden, um einer Erschlaffung vorzubeugen,
fehlt dieser Ausgleich in den Bädern der Orientalen, und sie be-
gnügen sich mit einer in ihrer physiologischen Wirkung kaum
nahekommenden Massage.

Das Badekleid besteht aus einer Schürze von Seide oder
Leinwand, die von roter oder blauer Farbe ist, an den Füssen tragen
sie Holzsandalen, weil der heisse steinerne Fussboden barfüssig
nicht betreten werden kann. Ein Hammâm besteht aus folgenden
Räumen (Fig. 6): Zuerst gelangt man durch einen winkligen

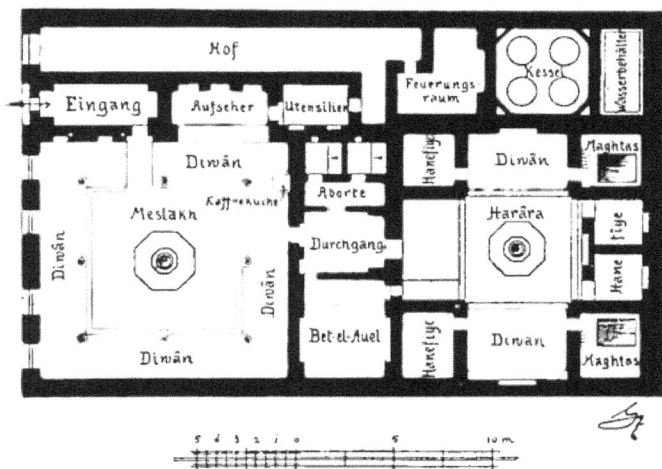

Fig. 6. Grundriss eines arabischen Bades.

Gang, dessen Anlage den Zweck hat, den Einblick in das Innere
des Bades zu verhindern, in den Auskleideraum (Meschlah), der
aus zwei Teilen besteht, einem mittleren, worin Unbemittelte sich
auszukleiden pflegen, und den diesen umgebenden besseren Aus-
kleidegemächern. In der Nische dieses Raumes ist gewöhnlich
eine kleine Bude aufgeschlagen, in der Scherbet, Kaffee und
andere Erfrischungen ausgeschänkt werden. Vom Meschlah
gelangt man zum Bet-el-auel, einem mässig erwärmten Raum,
der ungefähr dem römischen Tepidarium entspricht. Die Erwärmung erfolgt hier mittels Hippokausten, wie wir sie bei den

Römern kennen lernten. Von hier aus gelangt man in den dritten
und Hauptraum des Bades, dem Harára, der mit seinem Kuppel-
gewölbe den architektonischen Kern der Bauanlage bildet. Er ist
reichlich erwärmt, mit Wasserdämpfen meist ganz angefüllt und
hat eine Temperatur von 44 bis 48 ° C. In diesem Raum lässt
man sich auf ausgebreiteten Leintüchern nieder, um zu schwitzen;
hat man genügend geschwitzt, so wird man vom Badewärter am
ganzen Körper gerieben und massiert und begiebt sich dann in
eine die Harára umgebende kleinere Zelle, in denen die Temperatur noch höher ist als in ersterer. Die Zellen sind teils mit
Wannen, teils ohne Wannen eingerichtet; jedoch haben beide
Arten Marmorbecken zum Waschen mit Wasserhähnen für kalte
und warme Begiessungen. Hier begiesst man sich nach Belieben
mit kaltem oder warmem Wasser, dann erscheint der Badewärter
wieder, zieht einen kleinen Sack aus Ziegenhaar oder Filz über
die Hand und reibt den Körper gründlich ab. Dann seift er
mittels einer Quaste aus Palmrindenfasern den Badegast mit
wohlriechendem Seifenschaum vom Scheitel bis zur Sohle ein,
worauf erneute Abspülung mit Wasser von immer abnehmender
Wärme erfolgt. Damit ist die Badeprozedur beendet: Man wechselt
die Badewäsche, und streckt sich jetzt im ungeheizten Meschlah
oder in einem besonderen Ruhesaal hin, schlürft einen Scherbet
oder Kaffee, raucht einen Nargileh (Wasserpfeife) und empfindet
die äusserste Behaglichkeit und Erquickung. Das ganze Bad
dauert in der Regel 2—3 Stunden. Der Orient besitzt auch eine
Zahl Kurbäder; die berühmtesten, heute noch in Gebrauch befindlichen, sind die Bäder von Brussa, dem alten Prusa am Flusse
des Olymp in Kleinasien. Sie standen schon im Altertum im
hohen Ansehen und wurden namentlich von den byzantinischen
Kaisern viel besucht. (Fig. 7.)

Anders war die Entwicklung des Badewesens bei den ost-
und nordeuropäischen Völkern, unter denen die Finnen wohl die
älteste Form des Dampfbades ihr eigen nennen können. Seit
uralten Zeiten sind in Finnland Dampfbäder in Gebrauch, für
die man fast bei jedem Wohnhaus ein eigenes Häuschen errichtet

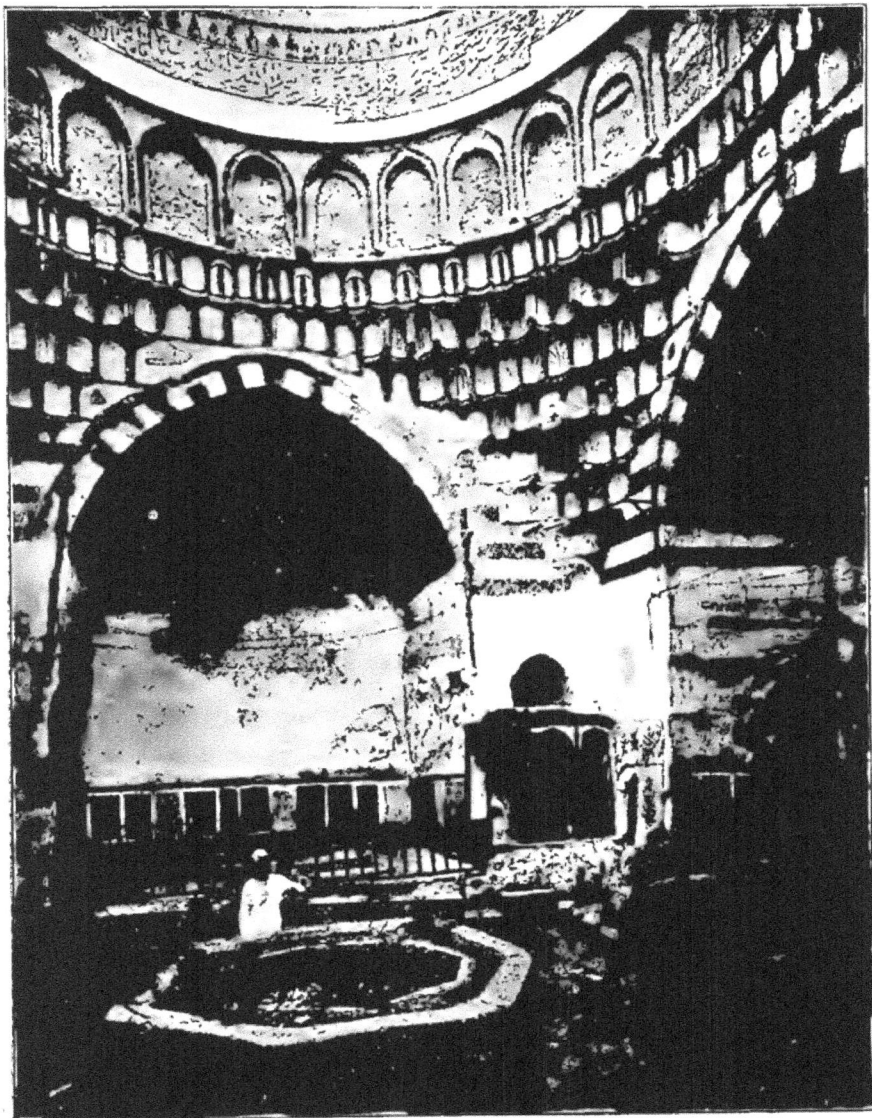

Fig. 7. Meslakh des öffentlichen Bades von Sultan Mo'ayyad zu Cairo.

hat. Das Badehaus gilt dem Finnen als Heiligtum. Hier sucht
er Heilung für Krankheit, hier wird jedes Kind des finnischen
Bauern geboren, denn hierher wird noch heute, wie ehedem, die

Wöchnerin geführt, hier badet er in paradiesischer Nacktheit und Unschuld mit seiner ganzen Familie vom neugeborenen Kind im Arm der Mutter bis zum 80jährigen Greis während der Erntezeit gewöhnlich jeden Abend, sonst, auch im Winter, ein- bis zweimal wöchentlich. Dieses Bad ist des Finnen höchster Lebensgenuss. Er geniesst darin mit vollen Zügen die mit Rauch und Dampf angefüllte Atmosphäre — die Temperaturen sind nach Reise-beschreibungen ungeheuer hohe —, peitscht sich mit Birkenreisern und übergiesst sich von Zeit zu Zeit mit kaltem Wasser. Das Badehaus ist entsprechend der primitiven Art und Weise des Badegebrauches ein aus meist nur roh bearbeiteten Stämmen gezimmertes Blockhaus, das einen grossen, aus Feldsteinen auf-gebauten Ofen ohne Schornstein, sowie einen hochgelegenen Hängeboden aus Brettern, die Schwitzbank, enthält. Ausser der Thür hat es 2—3 kleine Luken, durch die Rauch und Dampf abgelassen werden können, sonst aber keine Oeffnungen. Der Dampf wird erzeugt, indem Wasser eimerweise auf den Haufen erhitzter Steine, die den oberen Teil des Ofens bilden, geschüttet wird. In ganz Skandinavien und auf Island war dieses Dampf-bad ebenfalls bis in die Neuzeit hinein verbreitet. Auch hier wurden für dasselbe neben den Wohnhäusern, wie wir dies bei den Finnen sahen, eigene Gebäude aus Holz aufgeführt. Sowohl die Einrichtung der Badestube, wie die Art, das Bad zu nehmen, entsprechen ganz der finnischen. Die Verwandtschaft beider ist unverkennbar. Die finnische Badestube findet sich noch heute in modernisierter Form in vielen Orten, namentlich in den Gar-nisonstädten Skandinaviens. In der königlichen Kriegsmarine-station zu Stockholm ist der Gebrauch des dort vorhandenen „finnischen Dampfbades" im Winter für die Matrosen der Kriegs-marine sogar vorgeschrieben. Auch in den russischen Dampf-bädern ist das alte finnische Bad leicht zu erkennen. Die Dampf-bäder sind in Russland bekanntlich sehr verbreitet. Die Badestube findet sich häufig in den Häusern der Wohlhabenden, aber auch jedes Dorf besitzt mindestens eine solche. In bescheideneren Ein-richtungen auf dem Lande und in kleinen Städten wird der

Wasserdampf noch nach alter Art erzeugt, indem auf der glühenden Platte eines Ofens Kieselsteine ausgebreitet und von Zeit zu Zeit mit Wasser übergossen werden; die dadurch erzeugten Dämpfe erreichen eine Temperatur von 50 bis 60 $^\circ$ C. An den Wänden des Dampfbades sind stufenförmige Holzbänke angebracht, auf denen die Badenden je nach der von ihnen gewählten Höhelage das Bad von geringeren oder höheren Wärmegraden geniessen. Schroffe Wechsel zwischen heissem Dampfbad und kalter Brause oder Vollbad, wofür in Nebenräumen Gelegenheit geboten ist, ist bei den Russen sehr beliebt. Dieser Wechsel wird mehrfach wiederholt. Neben dem Peitschen mit Birkenreisern, Einseifen, Reiben mit Bürsten und dergl., zur Erhöhung der Hautthätigkeit, ist auch die Massage gebräuchlich. Die modernen russischen Bäder sind prächtig, aber auch zugleich praktisch eingerichtet, und die gebildeten Russen wissen in diesem gesundheitsstärkenden Mittel wohl Mass und Ziel zu halten.

Werfen wir noch einen flüchtigen Blick auf die Kulturvölker im Osten Asiens, so sind es vor allem die Japanen, die von einem lebhaften Gang zur Reinlichkeit beseelt eine uralte Kultur des Badewesens besitzen. Jeder Japaner, ob hoch oder niedrig, nimmt, wenn irgend möglich, täglich mindestens ein Bad, dessen Wasser 38 bis 45 $^\circ$ C. hat. Wer im Winter friert, geht in das Bad, das immer heiss ist und nur in dieser Form zu den landesüblichen Gewohnheiten und Volkssitten gehört. Jede japanische Stadt hat eine grosse Zahl öffentlicher Bäder, die im wahrsten Sinne des Wortes Volksbäder sind. So zählt die Stadt Tokio etwa 800 öffentliche Badeanstalten, in denen täglich etwa 300 000 Menschen baden. Die Form des Bades ist ausschliesslich die des Wasser- oder Vollbades als künstliches Bad in Wannen und als natürliches Bad in den warmen Quellen. Ganz im Gegensatz zu den Japanern kennt das Volk der Chinesen kein Bedürfnis nach Reinigung des Körpers durch Bäder und verfügt infolgedessen nicht einmal über Rudimente einer Entwicklung eines Badewesens.

Die Invasion der Dampfbäder in die westlichen Staaten

Europas knüpft sich an zwei politische Ereignisse: Die finnischen, resp. russischen Dampfbäder brachten Napoleons Scharen nach dem Süden Russlands, wo sie den Charakter opulenter und technisch vollendeter Anstalten annahmen, und von wo sie sich rasch bei dem Mangel jeglicher Konkurrenz und bei der Leichtigkeit und Einfachheit ihrer baulich-technischen Einrichtung über den Westen Europas verbreiteten. Dies geschah in den 30er Jahren des 19. Jahrhunderts. Kaum aber hatte sich das Dampfbad in obiger Form eingebürgert, als auch nach dreizehnhundertjähriger Vergessenheit das antike römische Heissluftbad wieder erstand und bald einen dominierenden Einfluss in den Badegewohnheiten der westlichen Völker gewann. England verdanken wir sein Wiederaufleben: Der orientalische Feldzug der Engländer gegen Russland machte diese mit den hohen wirtschaftlichen und sanitären Vorteilen der römisch-türkischen Bäder bekannt und als reife Frucht verpflanzten sie dieselben nach Albion. Der englische Reisende David Urquhart erstattete den ersten Bericht, auf dessen Anregung hin der irische Arzt Dr. Richard Barther im Jahre 1856 in St. Anns Hill bei Cork in Irland das erste „römische Bad“ im Westen Europas errichtete. Dies ist die Ursache, dass sie in ihrer erneuerten Form allgemein unter dem Namen „römisch-irische Bäder“ erscheinen, im Grunde genommen aber nur eine Wiedergabe des antiken Bades mit einer Modifikation desselben darstellen. Barthers Neuerung besteht in der Kombination des Heissluftbades mit warmen und kalten Brausen, eine Verbindung, die an den orientalischen Gebrauch erinnert, nach der Schwitzung den Körper mit Wasser von allmählich abnehmenden Wärmegraden zu begiessen, während die Römer nur kalte Uebergiessungen kannten. Die fortgeschrittene Technik ermöglichte nach dem System von Meissner eine gut regulierte Ventilation, beziehungsweise eine Vermischung der heissen Luft vor ihrem Eintritt in das Schwitzbad mit frischer Luft. In diesem ist nur höchst wenig und unsichtbarer Dampf vorhanden, doch wird gerade die notwendige geringe Feuchtigkeit wie im alt-römischen Caldarium durch Verdunstung von Wasser in aufgestellten

Becken erhalten. Diese römisch-irischen Bäder, auch vielfach türkische Bäder genannt, verbreiteten sich in England rasch, und heute hat fast jede Stadt des Inselreiches ihr Schwitzbad. Sie sind oft mit anderen Bädern vereinigt, finden sich aber auch als selbständige Badeanstalten. In London, Paris und später auch in Ofen erstanden mit märchenhaft orientalischer Pracht ausgestattete Hammâms, die entsprechend ihrer ganzen luxuriösen Anlage und der teilweise raffinierten Durchführung der Badeprozeduren nur zur Benutzung der wohlhabendsten Klassen der Gesellschaft dienen können.

Die Initiative zu einer volkstümlichen Gestaltung des Badewesens durch Errichtung von öffentlichen Bädern ging, wie nahezu auf allen Gebieten der öffentlichen Gesundheitspflege, von England aus. Die ersten englischen Anstalten entsprangen dem allseits und gleichzeitig hervorgetretenen Bedürfnisse nach öffentlichen Waschanstalten und Volksbädern. So entstand die erste Bade- und Waschanstalt für die arbeitende Klasse in Liverpool, die im Jahre 1842 eröffnet wurde. Dem Liverpooler Beispiel folgte unmittelbar London mit zwei durch Privatkapital gegründete Wasch- und Badeanstalten, in denen das Bad einen Penny (10 Pfennig) und die einmalige Benutzung eines Waschstandes $^1/_4$ Penny kostete. Philanthropische Gesellschaften hatten den Impuls gegeben, und man erkannte die dringende Notwendigkeit von Badegelegenheiten für die dicht bevölkerten Industriecentren; ausser der Philanthropie ward daher auch die Selbsterhaltung ein mächtiger Hebel zur Förderung des Zweckes. Auf Anregung einer im Jahre 1844 unter dem Vorsitz des Lordmayors im Mansionhouse abgehaltenen Versammlung entstand die epochemachende Parlamentsakte vom 26. August 1846, in der die Errichtung öffentlicher Bade- und Waschhäuser empfohlen resp. angeordnet wird, und die nach dem Manne, dessen Eintreten hauptsächlich der Erfolg zu verdanken ist, die Sir Henry Dukinfields Act genannt wird. Diese Akte ermächtigt Kommunen und Kirchspiele, wenn auf Anregung von 10 Gemeindemitgliedern der Gemeinderat oder die Kirchspielversammlung mit Zweidrittelmehrheit die Anlage

eines Bade- und Waschhauses beschlossen hat, eine Verwaltungs-
kommission von 3 bis 7 Bürgern einzusetzen, welche die Ausführung unter Verwendung von Steuergeldern, eventuell unter
Ausschreibung besonderer Umlagen, oder mit Beiziehung von
Kapitalien aus den Fonds der Armenverwaltung nach bestimmten
Prinzipien und unter gewisser Kontrolle des Staatsministeriums
zu leiten habe. Die wichtigsten Bestimmungen dieser Akte waren
folgende:

Nach Artikel 4 sind die Einnahmen aus den Waschhäusern
und Bädern dem Gemeindefond zu überweisen, der Gemeinderat
hat darüber gesonderte Rechnung zu führen.

Nach Artikel 18 dienen etwaige Ueberschüsse zum Besten
der Armenfonds.

Nach Artikel 23 soll Verwaltung, Betrieb und Oberaufsicht
in den Stadtgemeinden dem Stadtrate, in Kirchspielen den Kommissaren zustehen.

Nach Artikel 24—27 werden den Gemeinden beziehungsweise den Kommissionen Expropriationsrechte eingeräumt.

Artikel 28 legt den Wasserwerkskompagnien eine unentgeltliche oder möglichst billige Wasserlieferung ans Herz.

Nach Artikel 36 müssen für die arbeitende Klasse mindestens doppelt so viel Bäder vorhanden sein als für eine höhere
Klasse.

Artikel 37 endlich schreibt die Prinzipien der Verwaltung
und Benützung der Bäder vor, so die Einsetzung fest angestellter,
mit Instruktion versehener Beamter, die Trennung der Bäder für
Männer und für Knaben über 8 Jahre von jenen für Frauen und
für Kinder unter 8 Jahren, dann die Maximalpreise und zwar
für ein Warm- oder Dampfbad 2 Penny (0,20 Mark), für ein
kaltes Bad oder kaltes Regenbad 1 Penny (0,10 Mark) einschliesslich Handtuch, bei höheren Klassen nicht über das Dreifache
jener. In offenen Badeplätzen zahlt die Person ¹/₂ Penny. Das
Kirchspiel St. Martins in the field in London war das erste,
welches 1849 von der Parlamentsakte Gebrauch machte und fünf
Jahre darauf waren bereits 13, grösstenteils mit Schwimmhallen ver-

sehene Bade- und Waschanstalten nach dem Tenor des Gesetzes
entstanden. Dieselben sind stets einem Unternehmer in Entre-
prise gegeben; Regieverwaltungen giebt es nicht, wohl aber zeitweilige Inspektion durch die Behörden. Die Preise richten sich
nach öffentlichen Tarifen und die Klassen unterscheiden sich ledig-
lich durch elegantere Ausstattung der Baderequisiten. Die grossen
Schwimmbassins in den gedeckten Hallen besassen anfänglich
noch primitive Einrichtungen, z. B. einfache Bänke anstatt Aus-
kleidekabinen, Uebelstände, welche bei der mächtig wachsenden
Beliebtheit der Bassinbäder jedoch bald verschwanden.

Neben den Gemeindebädern im Sinne der Parlamentsakte
existieren jetzt in England noch folgende drei, vom Gesetze un-
beeinflusste Methoden der Gründung von Bädern:

1. Allgemeine Aktienunternehmungen.
2. Subskriptionsunternehmungen mittels freiwilliger Beiträge.
3. Klubbäder mit begrenzter Aktionärzahl und Ballotage über
   die Teilnehmerzahl,

welche einesteils den Zweck freier Bewegung in der geschäft-
lichen und wirtschaftlichen Behandlungsweise, sowie das Eigen-
interesse, andernteils die Befriedigung des englischen Klubgeistes
im Auge haben.

Die Gentleman-Klubbäder sind durchaus keine Volksbäder,
geniessen aber bei dem Sinn der Engländer für das Klubwesen
grosse Sympathien und breiten sich infolgedessen immer mehr
aus. In diesen Klubbädern giebt es nur Jahresabonnements, das
für die Aktionäre je nach Zahl der Aktien nur 20 bis 40 Mark,
aber auch für Nichtaktionäre nur 45 Mark und 20 Mark Eintritts-
geld beträgt. Es sind musterhafte Anlagen, welche Wannen-,
Schwitz- und Sturzbäder enthalten, besonders aber das Schwimmbad bevorzugen, ausserdem mit Gesellschafts-, Turn-, Lese-, Bil-
lardsälen etc. ausgestattet sind. Zweckmässigkeit und Körperpflege stehen in erster Linie, körperliche Bewegungen, Schwimmen
und Turnen, werden ausserordentlich gepflegt, so dass man in
gewissem Sinne in diesen Anstalten die Ideen der altrömischen
Thermen wiederfindet. Grossen Einfluss auf die Badelust üben

bei der den Söhnen Albions angeborenen Liebe zur Körpergymnastik die im ganzen Inselreich verteilten Schwimmvereine aus, an denen London allein eine überaus grosse Zahl besitzt. Keine englische Stadt entbehrt heute eines Winterschwimmbades, und in allen Volksschulen ist der Schwimmunterricht obligatorisch.

Ein besonderes Interesse beanspruchen die Waschhäuser Englands, die sich dort des allgemeinsten Zuspruches erfreuen, während der Versuch, der in den 50er Jahren gemacht wurde, sie auch in Deutschland einzuführen, völlig missglückte. Die Waschhäuser bieten Gelegenheit zum Waschen und Trocknen von Leibwäsche und anderen Waschgegenständen. Der Maximalpreis eines Waschstandes, d. h. des Gebrauchs eines Waschkübels, Siedekessels, Spültroges, des heissen und kalten Wassers, des Dampfes und des Trockenapparates beträgt pro Stunde 1 Penny (0,10 Mark), für zwei aufeinanderfolgende Stunden 3 Penny (0,30 Mark). Für Waschhäuser der höheren Klassen ist der Tarif der Verwaltung, d. h. in Stadtgemeinden dem Stadtrate, in Kirchspielen den Kommissaren anheimgestellt. Schon wenige Jahre nach ihrer gesetzlichen Errichtung bestanden in London 7, in Liverpool 3 und in 24 anderen Städten wenigstens eine solche Anstalt. Ueberall werden in England die Waschapparate und Waschstände vermietet, nirgends findet Lohnwäscherei in eigener Regie statt. In welcher Gunst und öffentlichen Pflege die Waschhäuser in England stehen, geht allein schon daraus hervor, dass sie Schulräume für die Kinder der armen Waschfrauen enthalten, um die Kleinen während der Wascharbeit ihrer Mütter nicht ohne Aufsicht und Belehrung zu lassen; zum öfteren findet man sie mit den Arbeiterkolonien vereinigt. Die nicht unerheblichen Baukosten werden meist von den Gemeinden durch Kapitalaufnahme zusammengebracht. In London existiert durchschnittlich für je 50000 Seelen eine Waschanstalt. London allein besitzt mehr als 70 Hallenschwimmbäder und 17 Badanstalten für geschlossene Klubs. Dem Beispiele Englands folgend brachen sich nunmehr öffentliche Badehäuser auch in anderen Ländern Bahn, zunächst in Frankreich. Das legislative Vorgehen Eng-

lands spornte auch die französichen Gesetzgeber zu selbständigem
Handeln an und unter der Präsidentschaft Napoleon Bonapartes
gelangte im Jahr 1850, nachdem ein amtlicher Bericht seitens
einer hierzu designierten Enquetekommission über die öffentlichen
Bade- und Waschhäuser Englands eingelaufen war, ein Gesetz-
entwurf zur Annahme, welcher folgende Bestimmungen enthielt:

Art. 1. In Anbetracht der Vorteile, welche in England
durch Errichtung von Bädern mit niederen Tarifen und von
Waschhäusern mit raschem und vollkommenem Betriebe zum
Nutzen der Arbeiterklasse errungen wurden, wird dem Minister
für Landwirtschaft und Handel pro 1850 ein Kredit von
600 000 Frs. eröffnet, um auf diese Weise zur Schöpfung muster-
giltiger Bäder und Waschhäuser in Paris, Lyon und anderen
Städten, welche Verlangen darnach haben, unter Beobachtung
herabgesetzter und durch Administrativverordnung geregelter
Tarife aufzumuntern.

Art. 2 und 3 bestimmten, dass diejenigen Städte, die Staats-
beihilfe zum Bau solcher Anstalten beanspruchen, verpflichtet
seien, zwei Drittel der Gesamtkosten selbst aufzubringen, Pläne,
Kostenanschläge und die Tarife für die Benutzung der Genehmigung des Ministers zu unterwerfen, und dass durch Verordnung der öffentlichen Verwaltung festgesetzt werden solle, in
welcher Weise bei Gründung, Leitung und Beaufsichtigung der
Anstalten auf die Benutzung derselben durch die niederen Volksklassen Rücksicht zu nehmen sei.

Allein diese Massnahmen hatten bei weitem nicht den
Erfolg wie in England, und namentlich das Schwimmbad blieb
und bleibt auch heute noch in Frankreich ein Stiefkind. Dennoch
verdient es Anerkennung, dass fast jede französische Stadt ihr
Bade- und Waschlokal besitzt und dass diese Einrichtung in den
Nachbarländern, so in der Schweiz, Luxemburg und in Belgien
viele Nachahmung gefunden hat. Eine besondere Entwicklung
haben in Frankreich die öffentlichen Waschanstalten genommen,
die infolge der grossen Beliebtheit, deren sie sich erfreuen, eine
weite Verbreitung gefunden haben und bei der Kombination von

Bade- und Waschanstalten, wie sie in Uebereinstimmung mit englischen Beispielen häufig vorkommt, gewöhnlich den Hauptteil für sich in Anspruch nehmen.

In Deutschland resp. den deutschen Nachbarländern war es zuerst die Stadt Wien, die, gleichzeitig von Osten beeinflusst, dem englischen Beispiel in Bezug auf Erbauung grösserer öffentlicher Badeanstalten, wenn auch nicht eigentlicher Volksbäder, folgte und zwei Bäder, das Diana- und das Sophienbad, erhielt. Ersteres, schon im Jahre 1804 gegründet, wurde im Jahre 1842 völlig umgebaut, durch Hinzufügen einer grossen Schwimmhalle bedeutend erweitert und hiermit erst dem grösseren Publikum nutzbar gemacht. Dreizehn Jahre später folgte in Wien die Errichtung des ersten eigentlichen Volksbades in Verbindung mit einer öffentlichen Waschanstalt. In Deutschland waren es Hamburg und Berlin, die in den ersten fünfziger Jahren die ersten grösseren öffentlichen Badeanstalten erhielten, es folgten sodann in langsamem Tempo Leipzig, Magdeburg, Hannover, Karlsruhe und andere Städte. Die Gesetzgebung wie der Staat haben sich bei uns der Sache überhaupt nicht angenommen und auch die Gemeinden und Vereine haben die Aufgabe, das Badewesen im Interesse der öffentlichen Gesundheit und Reinlichkeit, im Hinblick auf die Heranziehung einer körperlich und geistig lebensfrischen Jugend zu fördern, erst mit Beginn der achtziger Jahre in die Hand genommen.

Rühmlich ist dabei die Thätigkeit des Deutschen Vereins für öffentliche Gesundheitspflege, wie des Niederrheinischen Vereins für Gesundheitspflege anzuerkennen, die beide in Wort und Schrift für die Hebung des Badewesens eintraten.

Unabhängig von dieser oft recht schneckenhaften Entwicklung in der Anlage von öffentlichen Badeanstalten hat sich in Deutschland das Fluss- resp. Schwimmbad entwickelt. 1817 führte General von Pfuel, der mit Recht der Vater der heutigen Schwimmkunst genannt wird, das Schwimmen in der preussischen Armee ein, indem er die heute noch nach ihm benannte erste grosse Militärschwimmanstalt in der Spree erbauen liess. Die Anstalt

war auch für nicht dem Militär angehörige Personen geöffnet
und wurde für andere Anstalten vorbildlich. Es folgte Breslau
1837 mit einer Schwimmanstalt für Herren und einem Schwimmbassin für Damen — beide begründet durch den Kandidat der
Theologie G. Kallenbach; nichtsdestoweniger blieb es längere
Zeit bei diesen schwachen Anfängen und erst in den siebziger
Jahren kam wieder ein flotteres Tempo hinein. Es wurde durch
eine Verordnung des Kultusministeriums das Schwimmen in allen
preussischen Schullehrerseminaren sowie auf der Turnlehrer-
bildungsanstalt eingeführt. War mit der methodischen Uebung
des Schwimmens der erste entscheidende Fortschritt über die
Leistungen des Altertums im Badewesen gemacht, so blieb nur
noch der zweite Schritt übrig: Die Uebung des Schwimmens
musste wie das Turnen von den Einflüssen der Witterung und
Jahreszeit unabhängig gemacht und mit dem ganzen Badeapparat,
soweit er gesundheitsfördernde oder gesundheiterhaltende Kraft
besitzt, vereinigt allen Schichten der Bevölkerung zugänglich
gemacht werden. Diese Aufgabe löst das moderne Hallenschwimmbad. Auch ihr Ursprung ist in England zu suchen, wo
die s. Z. vom Staat inaugurierten Bade- und Waschanstalten aus
praktischen Gründen in Schwimmbäder umgewandelt wurden,
die eine grössere Menge von Menschen gleichzeitig abbaden lassen
und eine einfachere Handhabung ermöglichen. Nur zögernd griff
diese neue Badebewegung auf Deutschland über; die erste Schwimmhalle erhielt Berlin, und erst in den letzten zwei Jahrzehnten ist
ein erfreulicher Fortgang zu konstatieren, so dass wir jetzt bei
uns, dank wiederum der aufrüttelnden Thätigkeit der Vereine
für öffentliche Gesundheitspflege, über 77 Hallenschwimmbäder
verfügen, während 12 weitere im Bau resp. Vorbereitung begriffen
sind. Zum Schlusse dieser geschichtlichen Betrachtung haben
wir noch einer der neuesten Zeit angehörenden Gruppe der Stadtbäder zu gedenken, denen keine Landeseigentümlichkeit anhaftet,
sondern die sich in einheitlicher Gestalt in einem Jahrzehnt fast
über ganz Europa, die Vereinigten Staaten und einige andere
Länder mit europäischer Kultur verbreitet haben. Dies sind die

warmen Volksbrausebäder. Sie vereinigen in sich eine Reihe von Vorzügen, die dem Zweck, dem sie dienen sollen, gerecht werden. In einfachster, am wenigsten kostspieliger Form ermöglichen sie eine Reinigung des Körpers bei bequemster Zugänglichkeit und geringster Wassermenge. Es ist wesentlich das Verdienst von Professor Dr. O. Lassar in Berlin, diese Badeart in geeigneter Anwendungsweise zur Geltung gebracht zu haben. Auf der Ausstellung auf dem Gebiete der Hygiene und des Rettungswesens in Berlin 1882—1883 zeigte Lassar ein Volksbrausebad seines Systems, das auf seine Anregung hergestellt und in Betrieb gesetzt worden war. Das Badehaus war ganz aus Eisenwellblech errichtet worden.

Die Brause als Reinigungsbad in grösserem Umfange war in einzelnen Fällen schon früher angewendet worden, vornehmlich in Kasernen, und die Ergebnisse waren so günstig, dass die preussische Armeeverwaltung die Anlage solcher Brausebäder bei Neu- und Umbauten von Kasernements verfügte. Im Jahre 1886 fand das Brausebad als Massenbad eine weitere eigenartige Anwendung, indem die Stadt Göttingen auf Veranlassung ihres Oberbürgermeisters Merkel eine solche Badeeinrichtung innerhalb der Volksschulen in das Leben rief. Dieses Göttinger Beispiel hat in vielen deutschen Städten Nachahmung gefunden. Ferner haben Grossindustrielle die Zweckmässigkeit der Brausebäder für ihre Betriebe erkannt und zum Wohle ihrer Arbeiter auf ihren Werken Einrichtungen dieser Art getroffen; besonders sind hier die Bergwerksverwaltungen zu nennen. Mit allen diesen Anlagen ist jedoch immer nur einer beschränkten Anzahl von Personen die Gelegenheit zum Baden geboten worden. Der von Lassar auf der Hygieneausstellung ausgesprochene Gedanke, den weitesten Kreisen des Volkes eine bequeme, wenig zeitraubende und billige Badegelegenheit zu schaffen, fand erst in den für jedermann zugänglichen, an offener Strasse errichteten Volksbädern seine Verwirklichung. Das erste derartige Volksbrausebad wurde im Herbst 1887 durch die städtische Verwaltung zu Wien errichtet. Es folgten die Anstalten des Berliner Vereins für Volksbäder, und dann weiterhin eine grosse Reihe deutscher Städte mit Anlagen gleicher Art.

Gehen wir nun nach dieser historischen Betrachtung der Entwicklung des Badewesens der Neuzeit zu den Formen desselben, wie sie sich in der Gegenwart repräsentieren, über, so sind in erster Reihe die Privatbäder zu erwähnen, d. h. Bäder, die ausschliesslich für die Bewohner des betreffenden Hauses bestimmt und Bestandteile der Wohnungen selbst sind. In den meisten Fällen beschränken sich diese Bäder auf eine Wannen- oder Brausebadeinrichtung, die in einem „Badezimmer" aufgestellt sind. Wenngleich besonders in Deutschland in dem letzten Jahrzehnt eine sehr erhebliche Zunahme der Anlage von Badezimmern in Privatwohnungen zu konstatieren ist, so werden dieselben dennoch immer auf einen ganz geringen Bruchteil der Bevölkerung beschränkt bleiben und des Charakters einer gemeinnützlichen Institution ermangeln. Dass aber die moderne Bauart bereits mit der Anlage von Badezimmern als einem notwendigen Korrelat rechnet und in den Wohnungen für die besser bemittelten Klassen von Jahr zu Jahr in zunehmender Zahl dieselben erbaut, verdient immerhin als ein Fortschritt bezeichnet zu werden. Ist erst das Bedürfnis des häuslichen Bades allgemein vorhanden und zu einem unabweisbaren geworden, so werden dem auch die Bauinteressenten entgegenkommen müssen. Je billiger die hierfür notwendigen Anlagen sich stellen, um so leichter wird dies geschehen. In Häusern mit kleinen und kleinsten Wohnungen wären Etageneinrichtungen, zum mindesten für Kaltwasserbäder, zum gemeinschaftlichen Gebrauch anzulegen, gemeinnützige Baugesellschaften und Kommunen, die für ihre Beamten und Arbeiter Wohnhäuser erstellen, hätten hier bahnbrechend vorzugehen. Nie darf die Verbreitung des häuslichen Badens unter der Propaganda für öffentliche Badeeinrichtungen notleiden. Das Wannenbad ist aber auch der Typus des öffentlichen Bades, der Badeanstalt in ihrer einfachsten Form, wie sie uns in einer grossen Reihe von Städten, vor allem in allen mittleren und kleinen, gegenübertritt. Mit dem Wannenbad als Warmwasserbad wird

hauptsächlich der Zweck der Körperreinigung zu erreichen gesucht
und zwar, abgesehen von dem Dampfbad, in ausreichendster und
bequemster Form. Jede Wanne bedarf der Zuführung kalten
und warmen Wassers, um jede gewünschte Temperatur herstellen
zu können; die Mischung des kalten und warmen Wassers soll
durch Vereinigung der Zuleitungsröhren vor dem Eintritt in die
Wanne erfolgen, das gemischte Wasser soll nicht von oben in die
Wanne stürzen, sondern vom Boden aus aufsteigen. Eine Verbesserung ist die Mischung des kalten Wassers mit heissem
Wasserdampf unmittelbar vor der Badezelle, so dass die Zuführung von warmem Wasser entbehrlich ist. Die Grösse der
Wannenbaderäume schwankt gewöhnlich zwischen 1,80 m Breite
zu 1,80 m Länge und 2,50 m Breite zu 4 m Länge. Das zuerst
angegebene Mindestmass darf nicht unterschritten werden, während
das angegebene grösste Mass zuweilen noch überschritten wird.
Ein gutes mittleres Mass für eine Zelle ist 2,50 m Breite, 3 m
Tiefe (Länge) und 3 m Höhe. Die Einteilung der Wannenbäder
in mehrere Klassen empfiehlt sich selbst bei kleineren Anstalten,
weil die Ansprüche an Bequemlichkeit der verschiedenen Bevölkerungsklassen zu weit auseinander gehen. Auf alle Fälle
müssen die für billigere Preise zu benutzenden Bäder der minder-
bemittelten Klassen eher vorhergesehen sein, als diejenigen der
höheren Klasse, für deren Benutzung auch ein höherer Preis ge-
fordert werden kann. Das Verhältnis der Anzahl der verschiedenen Klassen richtet sich natürlich nach der Zusammensetzung der Bevölkerung und wird in jedem einzelnen Fall er-
wogen werden müssen. Das Wannenbad — allein vorhanden —
stellt, wie gesagt, die primitivste Form der Badeanstalt dar, aber
auch bei ihm sind alle diejenigen Postulate zu erfüllen, die vom
sanitären Standpunkt erhoben werden müssen, das heisst vor
allem eine tadellose Wasserbeschaffenheit, ferner Luft und Licht
und schliesslich eine peinliche Sauberkeit der Badezelle und alles
dessen, was zum Bade gehört. Das gewöhnliche Badewasser muss
klar, rein und weich sein. Hartes, also stark kalkhaltiges Wasser
ist besonders deshalb unzweckmässig, weil es in den Kesseln und

Rohrleitungen viel Kesselstein erzeugt. Das Wasser muss ferner frei von pathogenen Mikroorganismen, frei von grösseren Beimischungen organischer Stoffe, frei endlich von Giften und Farbstoffen, wie sie im Abwasser chemischer Fabriken und Färbereien oft mitgeführt werden, sein. Das Wasser stagnierender Teiche und Seen, das stark mit Wasserpflanzen durchsetzt ist, sowie das Gletscherwasser mit seiner niedrigen Temperatur sind zum Baden gleich ungeeignet. Wo reines Wasser nicht leicht zu beschaffen ist, wird man zur Reinigung desselben mittelst Sandfilter schreiten müssen.

Die nächste höhere Form der Badeanstalten ist die, wo wir Wannenbäder vereinigt mit einem Schwimmbad vorfinden, eine Form, welche als die rationellste und vom hygienischen Standpunkte aus als die beste angesehen werden muss. Das Schwimmbad ist die ursprünglichste aller Badeformen, wenigstens im Sinne des gemeinsamen Badens vieler Personen in einer grösseren Wassermenge. Es gestattet dem Badenden freie Bewegung nach jeder Richtung und gilt zur körperlichen Kräftigung mit Recht als das geeignetste Bad. Schwimmen ist Turnen und vereinigt, wie wir später sehen werden, in fast idealer Form alle gesundheitlichen Vorteile einer ausgiebigen gymnastischen Uebung in sich. Der Schwimmbaderaum oder die Schwimmhalle ist in der Regel der grösste aller Baderäume, er bildet den Kern der Bauanlage und muss hoch, hell und luftig angelegt sein. Die Grösse des Schwimmbeckens richtet sich nach der Zahl der Personen, die gleichzeitig darin baden sollen, wobei in der Regel darauf zu rechnen ist, dass zwei vom Hundert der Bevölkerung täglich baden können. Die Wasserwärme im Schwimmbecken soll 20 bis 22 ° C. betragen. Diese Temperatur muss stets gleichmässig erhalten werden; man erreicht dies, indem man dem kalten Zuflusswasser warmes beimischt oder an geeigneter Stelle Dampf unmittelbar in das Becken einlässt. Um das Wasser rein und frisch zu erhalten, muss es stets erneuert und bewegt werden und innerhalb 24 Stunden muss die völlige Erneuerung beendet sein. Zu einer Schwimmhalle gehören auch als unentbehrliche

Requisiten eine Reihe von Aus- und Ankleidekabinen, deren Einrichtung wesentlich einfacher ist als die der Wannenbaderäume. Die Schwimmhallen werden heutzutage fast durchweg heizbar eingerichtet, da die Zahl derjenigen, die auch im Winter das Schwimmbad benutzen, erheblich gestiegen ist. Die Temperatur soll 16—20 ° C. betragen. Als Nebenraum zur Schwimmhalle ist ein entsprechendes Gelass für die Reinigungsbäder in den meisten Anstalten vorhanden. Dieser Reinigungsraum, der mit Brausen, Fusswannen und allenfalls noch mit Wannen ausgestattet ist, hat den Zweck, dass jeder Badende ohne Ausnahme seinen Körper einer Reinigung unterzieht, bevor er in das gemeinsame Schwimmbecken geht. Die schönsten Schwimmhallen in Deutschland finden sich im Volksbad zu Stuttgart, im Augusta-Viktoriabad zu Wiesbaden, im Friedrichsbad zu Baden-Baden, im Städtischen Schwimmbade zu Frankfurt a. M., im Müller'schen Volksbad in München, im Kaiser Wilhelmbad sowie in den Badeanstalten des Vereins der Wasserfreunde in Berlin, im Hallenschwimmbad zu Breslau, im Vierordtbad zu Carlsruhe. Wannen- wie Schwimmbäder enthalten ausserdem eine Reihe Brausen und Duschen, die in kleineren Anstalten in Wannenbaderäumen selbst aufgestellt, in grösseren in einem eigenen Duscheraum vereinigt sind. Zu erwähnen wären noch die Flussbäder mit ungedeckten Schwimmbassins — eine Musteranlage dieser Art ist die Badeanstalt Alsterlust in Hamburg — als einfachste und allgemein verbreitete Anlage unter freiem Himmel.

Die dritte Form der Badeanstalten ist die, wo ausser Wannen-, Schwimmbädern noch Dampf- resp. römisch-irische Bäder vorhanden sind. Das russische Dampfbad ist ein feuchtes Heissluftbad, wo feuchte Dämpfe in Temperaturen von ca. 50 ° C. auf den Körper einwirken. Da das Bad wirksamer ist, wenn es in allmählich steigender Temperatur aufgesucht wird, so finden sich meist zwei Zimmer mit steigenden Temperaturen hintereinander vor, oder in einem Raume zwei bis drei stufenartige Erhebungen, so dass der Badende durch Aufsuchen einer höheren Lage sich der Einwirkung der grösseren Wärme aussetzen kann. Ausserdem findet sich in jedem Dampfbadezimmer eine Holzpritsche, die zum Liegen und Kneten oder Massieren dient. Das russische Dampfbad in der beschriebenen Form hat sich bei uns nicht einbürgern können und die an sich schon nicht häufigen Anlagen desselben sind in neuerer Zeit noch durch zwei andere Bäderarten verdrängt worden, nämlich durch das Kastendampfbad und durch das sogenannte deutsche Schwitzbad. Das Kastendampfbad unterscheidet sich vom Zimmerdampfbad dadurch, dass der Badende sich in ruhender Lage befindet und der Kopf vom Bade ausgeschlossen ist. Letzterer ragt aus dem Kasten heraus. Das deutsche Schwitzbad ist auch ein feuchtes Heissluftbad, allein die feuchte heisse Luft wird im Gegensatz zum russischen Dampfbade nicht durch Dampf, sondern durch ein anderes, von dem Badeinspektor Bloch in Elberfeld zuerst angegebenes Verfahren erzeugt. Es gelingt damit, die Luft statt mit 85 % Feuchtigkeit, wie beim Dampfbade, bis zu 95 % Feuchtigkeit zu sättigen, trotzdem die Temperatur des Raumes niedriger wie im Dampfbade gehalten wird, nämlich 42—45 ° C. Durch einen besonderen Aufbau leitet man bei diesem Verfahren ständig frische heisse Luft an verschiedenen Stellen durch heisses Wasser, welches kaskadenartig von Schale zu Schale niederplätschert und zerstäubend die heisse Luft mit Feuchtigkeit sättigt. Bei diesem Vorgange bleibt die Luft klar. Das irisch-römische oder trockene Heissluftbad dagegen ist gegenüber dem russischen Dampfbad in neuester Zeit ein unentbehrlicher Bestandteil unserer öffentlichen Badeanstalten geworden. Es wirkt in milderer Form als das Dampfbad und wird deshalb auch von gesunden Menschen gern genommen. Das Bad besteht gewöhnlich aus zwei verschieden warmen Räumen, einem Tepidarium mit ungefähr 40—50 ° C. und einem Caldarium oder Sudatorium mit 60—70 ° C. Während das feuchte Heissluftbad von 50 ° bereits sehr angreifend und teilweise sehr unangenehm ist, verursacht das Luftbad von gleicher Temperatur grosses Behagen und lässt sich selbst noch mit höheren als den angegebenen Wärmegraden ertragen. Unbedingt notwendig ist, dass ein ständiger Zufluss von absolut trockener heisser Luft nach dem Baderaum hin stattfindet und dass für die Absaugung der durch die Ausatmung und Schweissverdunstung der Badenden feucht werdenden Luft peinlich Sorge getragen wird. Allen Schwitzbädern gemeinschaftlich ist ein Auskleide- und Ruheraum, ein Duschraum mit kaltem und temperierbaren warmen Duschen der verschiedensten Art, ferner ein Massage- oder Knetraum und ein Abtrockenraum.

Ausser diesen drei skizzierten Formen der Badeanstalten finden sich noch Anstalten, die alles umfassen, was an Bade-formen besteht, und die sich vorzugsweise an Weltkurorten, wie Wiesbaden, Baden-Baden etc. finden, für die Allgemeinheit aber weniger in Frage kommen.

Noch ein paar Worte über Bauart und Konstruktion. Die Badeanstalten sind in hervorragendem Masse gemeinnützige An-lagen. Sie sind deshalb als öffentliche Bauten zu betrachten und haben schon in ihrer äusseren Erscheinung diese Eigenschaft zum Ausdruck zu bringen. Bei reichlichen Mitteln müssen sie als Monumentalbauten hergestellt werden; aber auch solche Anlagen, die mit bescheidenen Mitteln errichtet werden müssen, sind in solidester Weise und in, wenn auch einfachen, aber charakter-vollen Formen auszugestalten. Hierbei ist nicht aus dem Auge zu lassen, dass Badeanstalten Nützlichkeitsbauten sind, die starker Abnutzung unterworfen werden, und dass insbesondere die reich-liche Verwendung von Wasser in denselben beste Konstruktion und allersorgfältigste Ausführung erfordert. Das Innere der Bäder soll hell und freundlich sein, Luft und Licht in reichstem Masse beherbergen, solid und zweckmässig ausgebaut sein und als höchsten Schmuck Reinlichkeit sein eigen nennen. Dieser wahr-haft ästhetische Schmuck kann schon durch Anwendung zweck-mässiger Konstruktion, geeigneter Formen und entsprechender Farben ausserordentlich gefördert werden, während unzweckmässige Konstruktion, ungeeignete Form und Farbe die Reinlichkeit ge-radezu hindern können.

Im Nachstehenden wollen wir an einigen Beispielen einzelne Typen für die verschiedenen Arten der Anstalten schildern (Fig. 8 und 9).

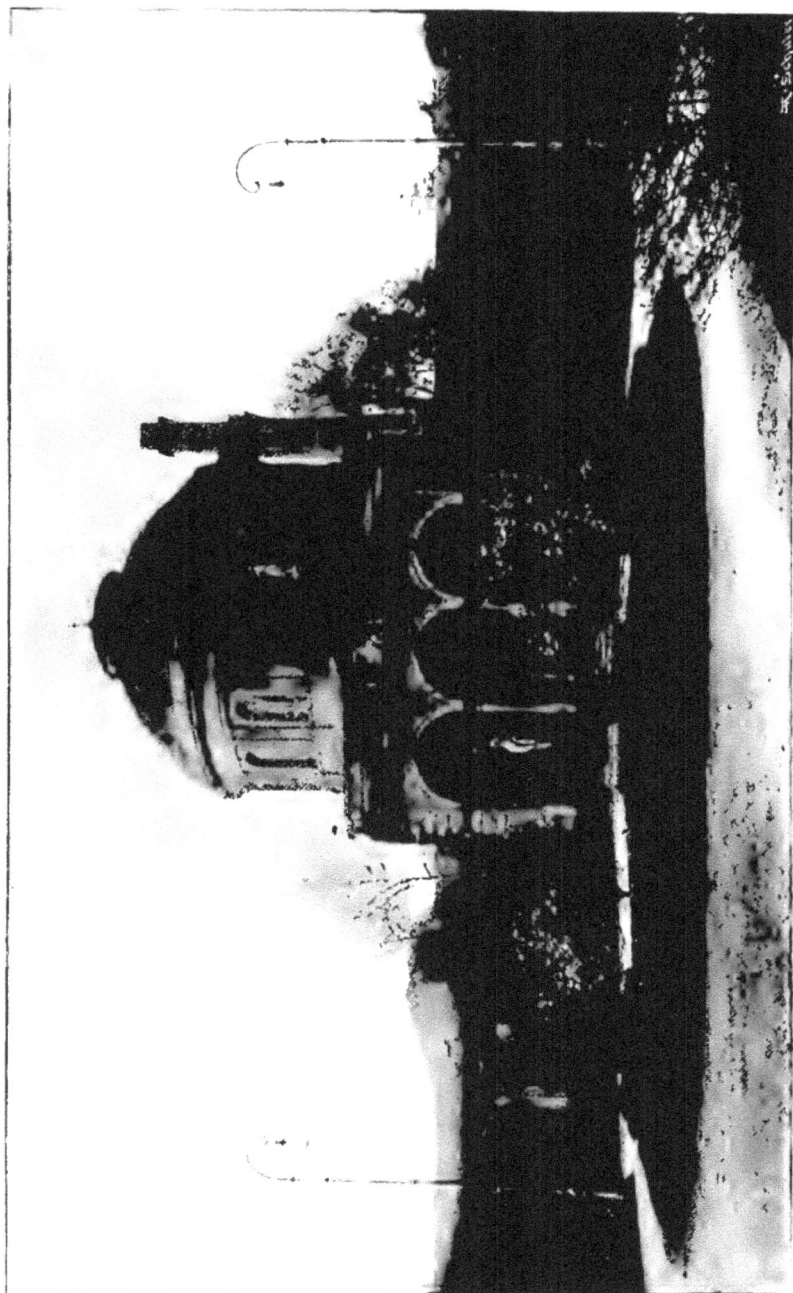

Fig. 8. Städtisches Vierordtbad in Karlsruhe. (Nach einer Photographie von Lautz & Balzar, Darmstadt.)

Das städtische Vierordtbad zu Karlsruhe ist im Wesentlichen ein Wannenbad, dem jedoch auch Dampf- und warme Luftbäder beigesellt sind. Dasselbe ist in den Jahren 1870—73 durch den Architekten Durm aus einer Schenkung Heinrich Vierordts und aus städtischen Mitteln erbaut und im Jahre 1900 bedeutend erweitert worden. Das Gebäude enthält in einem als Kuppel ausgestalteten schmucken Mittelbau den Wartesaal mit Kasse und Buffet. Zu beiden Seiten schliesst sich hieran je ein T-förmig

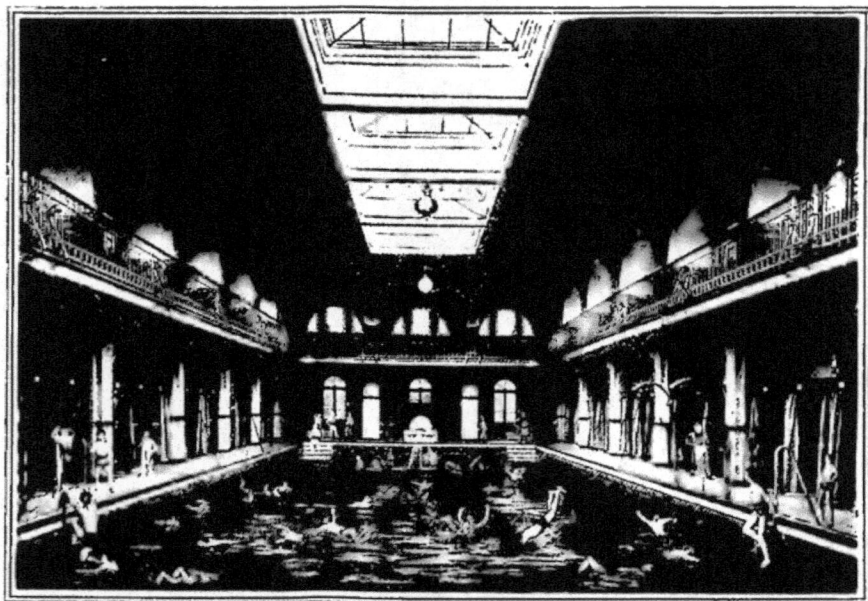

Fig. 9. Schwimmbassin im Vierordtbad.

gestalteter Flügel. Der links liegende enthält die Wannenbäder für Männer, der rechts liegende diejenigen für Damen. Jede Abteilung hat 16 Zellen, ein Doppelbad und ein Salonbad, ferner ein Weisszeugbad und die nötigen Aborte. Die Eckpavillons der Flügel enthalten in ihrem Obergeschoss Wohnungen für den Verwalter und den Bademeister. Auf der Mittelachse des Kuppelraumes südlich sind die Räume für die Heissluft und Dampfbäder, sowie für die elektrischen Lichtbäder. Diese Abteilungen umfassen nebst den Ruheräumen zusammen 42 Zellen. Die grosse Schwimmhalle ist hinter den beiden Seitenabteilungen gelegen. Der luftige Raum ist mit Spiegelgewölbe überdeckt, hat ein grosses Oberlicht, reichliches Seitenlicht, weist 42 Einzelauskleidezellen auf und besitzt neben den Reinigungsräumen, Fussbädern, Duschen etc. auf der Galerie gemeinschaftliche Auskleideräume. Das Bassin hat bei 28,70 m Länge, 10,70 m Breite, eine geringste Tiefe von 0,80 m, welche allmählich bis 2,80 m steigt.. Das Wasser hat ständigen Zufluss und kann vorgewärmt werden. Die elegante und doch so zweckdienliche Einrichtung des ganzen Bades macht einen vorzüglichen Eindruck.

Das Beispiel einer Badeanstalt mit Bevorzugung des Schwimmbades giebt die städtische Badeanstalt zu Barmen, die 1881—82 erbaut, zwei Schwimmbäder, 14 Wannen- und ein römisch-irisches Heissluftbad enthält.

Die Badeanstalt hat eine langgestreckte Gestalt. Die Schwimmhalle für Männer ist 31,00 m lang, 18,80 m breit und 13,00 m hoch; sie hat im Erdgeschoss 16 Auskleidezellen und auf einer Galerie deren 40. Auf letzterer befindet sich ferner ein gemeinsamer Auskleideraum für 60 Schüler. Die Halle hat äussere und innere Umgänge. Das Schwimmbecken ist 24,75 m lang, 11,50 m breit und 0,80 bis 2,80 m tief. An diesen Hauptraum der Anstalt schliesst sich die kleinere Damenschwimmhalle in polygonaler Form an. Die Einrichtung ist der ersteren ähnlich; jedoch fehlt die Galerie. Es sind 18 Auskleidezellen vorhanden; letztere fehlen unten an drei und oben an einer Seite. Das Becken ist 9,30 m breit, 12,30 m lang und 0,80 bis 1,80 m tief. Beide Hallen enthalten die üblichen Brausen. An der Nordseite der Hallen liegen dem Eingang zunächst im Erdgeschoss sieben Wannenbäder für Damen, im I. Obergeschoss ebensoviele für Herren, von denen je zwei I. Klasse sind. Jede Zelle ist 3,20 m lang und 2,37 m breit. Die Wannen sind aus Gusseisen und innen emailliert. An die Zellenbäder schliesst sich an derselben Seite der Hallen das römisch-irische Bad an; es besteht aus dem Ruheraum mit 8 Kojen, dem mässig

warmen Schwitzraum, dem heissen Schwitzraum und dem Brause-
raum.

Zur Wasserversorgung wurde ursprünglich auf dem Grundstück selbst ein Brunnen angelegt, aus dem das Wasser mittelst
Dampfstrahl-Elevatoren und Pulsometer gefördert wurde; später
ist die Anstalt an die städtische Wasserleitung, die ihr Wasser
aus der Ruhr bezieht, angeschlossen worden. Dem Herrenschwimm-
becken von 450 cbm Wasserinhalt werden mittelst ständigen Zu-
flusses stündlich 25 cbm frisches Wasser zugeführt. Der Bauplatz
kostete 50000 Mark; die Gesamtbaukosten beliefen sich auf etwa
340000 Mark.

Das Badewesen der Rheinprovinz zeigt überhaupt einen
Stand der Entwicklung, der nach vielen Richtungen hin für die
übrigen Teile Deutschlands als vorbildlich bezeichnet werden
kann. Schwimmende Badeanstalten bildeten Jahrzehnte lang die
einzige und vornehmste Gelegenheit zum Baden und in ihrer
natürlichen Lage am Rhein eine unversiegbare Quelle der Erfrischung und Stärkung. Erst in den achtziger Jahren fanden
Warmbäder mit Schwimmhallen Eingang in die Rheinlande, rasch
hatten die thatkräftigen und wirtschaftlich so ausserordentlich
regsamen Kommunen die Bedeutung zeitgemässer Badeeinrichtungen für Gesundheits- und Körperpflege des Volkes erkannt,
und nun folgte eine nach der anderen mit mustergültigen Anlagen.
Die erste städtische Unternehmung auf diesem Gebiete leistete
Essen, welches 1882 eine Anstalt mit einem Schwimmbade, etwa
20 Wannenbädern und einem russischen Dampfbade errichtete.
Bemerkenswert ist, dass das Schwimmbassin aus Schmiedeeisen
hergestellt wurde, um die infolge des Bergbaues etwa vorkommenden
Bodensenkungen für die Dichtigkeit des Bassins unschädlich zu
machen. Dann kam die oben beschriebene Barmer Anstalt, der
übrigens eine zweite grösssre bereits gefolgt ist, es folgte Köln
mit seinem Hohenstaufenbad, das durch spätere Einfügung eines
Volksbassins einen besonders gemeinnützigen Charakter angenommen hat, die Städte Elberfeld, Krefeld, Düsseldorf, München-
Gladbach mit seinem stattlichen Kaiserbad, Duisburg und viele

andere. Der starke Antrieb zur Förderung der Reinlichkeit, Körperpflege und Gesundheit, den die in den 80 er Jahren errichteten Stadtbäder gegeben hatten, der steigende Besuch derselben und die fortschreitende Notwendigkeit erheblicher Vergrösserungen der vorhandenen Anstalten liessen alsbald die Errichtung neuer, gross angelegter Badehäuser als ein dringendes Bedürfnis hervortreten, und zur Befriedigung desselben steht man seit kurzem im Rheinland wiederum in einer Bauperiode be-

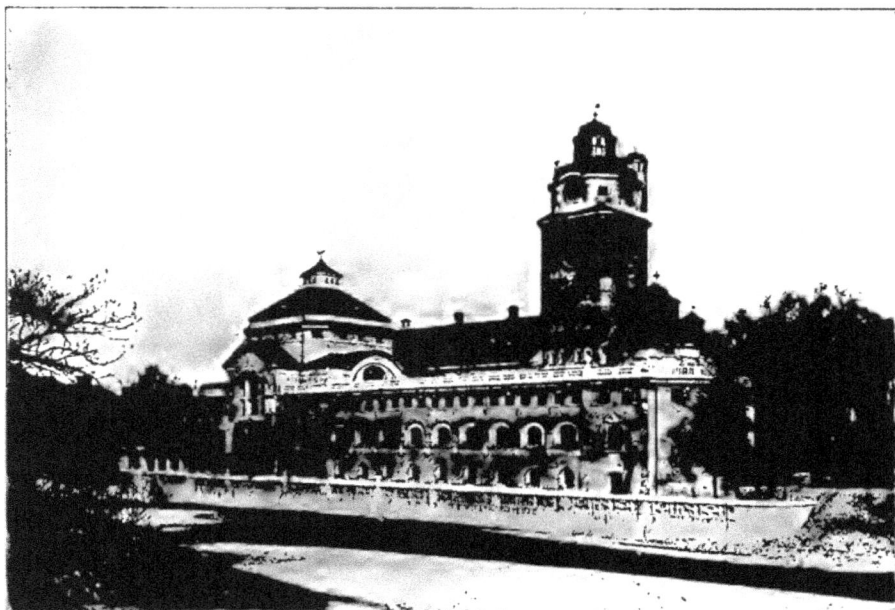

Fig. 10. Müller'sches Volksbad in München. (Ansicht von der Isar.)

deutender Badeanstalten, welche die vorhergehende der 80 er Jahren zu übertreffen verspricht. Von besonderem Interesse ist es, dass bei einer Reihe dieser Anlagen der ausgesprochene Zweck auf die Schaffung von Volksbadeanstalten mit vollkommenen Einrichtungen aller Badeformen gerichtet und damit die Volksgesundheit der breiten Massen in hygieinische Bahnen gelenkt ist.

Das von Dr. Wolff 1894—96 erbaute städtische Schwimmbad

in Frankfurt a. Main ist eine Anlage mit drei Schwimmbädern, vierzig Wannenbädern und einem römisch-irischem Bade.

Das Badehaus zerfällt in drei Gruppen: rechts liegt das Männerschwimmbad I. Klasse, in der Mitte befindet sich das Männerschwimmbad II. Klasse, dahinter die Wannenbäder und links das Frauenschwimmbad. Unter den Wannenbädern liegt die Wäscherei und über denselben im Obergeschoss das römisch-

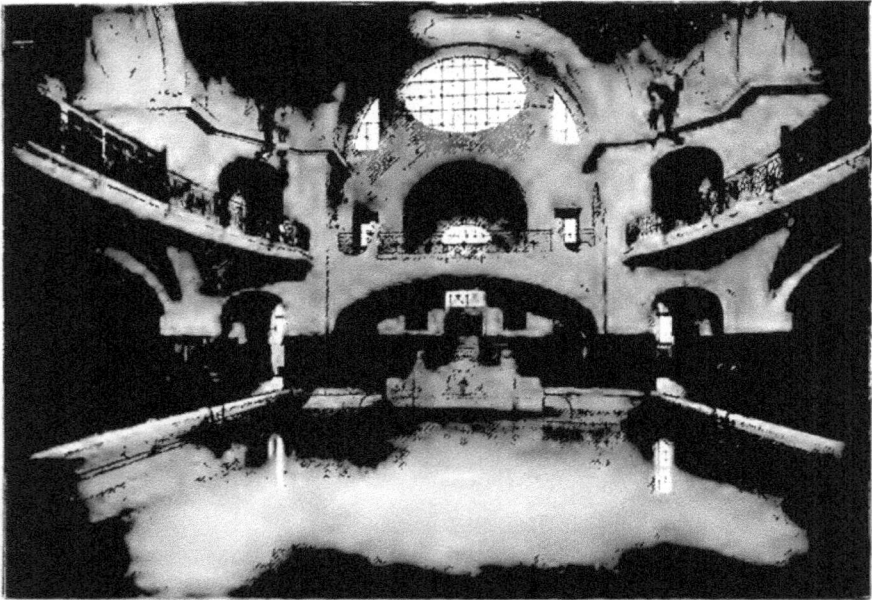

Fig. 11. Schwimmbassin des Müller'schen Volksbads.

irische Bad. Das Obergeschoss enthält ferner zu seiten der Schwimmbäder noch je 4 Wannenbäder für Männer und Frauen.

Die Kosten haben sich auf 850 000 Mark ausschliesslich Grunderwerb belaufen. Hiervon entfallen 175 000 Mark auf die maschinelle Einrichtung, 127 000 Mark auf das Vorderhaus, 33 000 Mark auf Mobiliar und Wäsche und der Rest von 515 000 Mark auf den Bau des Badehauses.

Weitere hervorragende gemeinnützige Anstalten in Deutschland sind das Müller'sche Volksbad in München (Fig. 10, 11, 12), die öffentliche Badeanstalt in Bremen, Eigentum des Vereins für öffentliche Bäder, das städtische Schwimmbad zu Dortmund, das Stuttgarter Schwimmbad und das im Jahre 1897 in Breslau eröffnete Breslauer Hallenschwimmbad. Die ebenso schöne und künstlerische

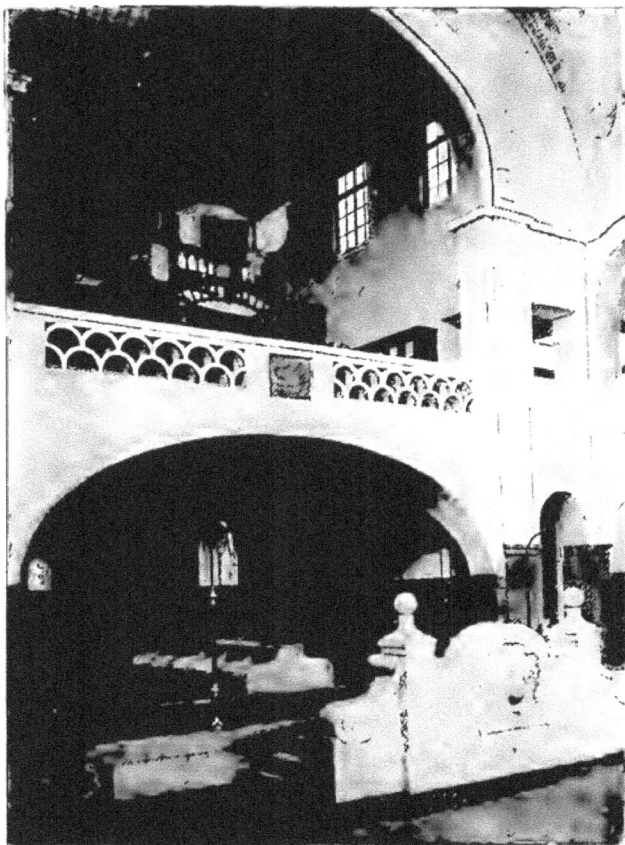

Fig. 12. Doucheraum im Müller'schen Volksbad.

wie praktische Herstellung desselben, die der gemeinnützigen Opferwilligkeit weiter Kreise der Stadt Breslau ihre Entstehung zu verdanken hat, möge es rechtfertigen, wenn ich an dieser Stelle eine kurze Beschreibung anfüge. Die Anstalt darf mit Recht zu den schönsten Deutschlands gezählt werden; sie stellt

einen künstlerisch ausgeführten Monumentalbau dar mit charak-
teristischer Fassade und vortrefflicher Raumbenutzung, luftig und
hell in allen ihren Teilen, solide und zweckmässig in ihren
Einrichtungen. Der ganze Verkehr in der Anstalt ist in dem
Hauptvestibül konzentriert. Von da aus sind sämtliche Bäder
unmittelbar auf getrennten Wegen zu erreichen, ebenso die
Waschküche, der Maschinenraum, die Bureauräume der Betriebs-
leitung etc. Im Erdgeschoss befinden sich die Schwimmhalle,
die Räume für die Wäscherei, maschinelle Einrichtung etc., im
ersten Hauptgeschoss die Schwitzbäder, im zweiten die Wannenbäder*).

Das Hallenschwimmbad stellt eine weite, lichtdurchflutete
dreischiffige Halle dar, zu deren beiden Seiten sich in den beiden
übereinanderliegenden Geschossen die Auskleidezellen hinziehen
zwischen Granitsäulen, welche durch Rundbögen unter sich und
mit den Wänden verbunden die Gewölbe der Seitenschiffe und
die mächtige Wölbung des Mittelschiffes mit einem grossen Oberlicht tragen. Die Halle hat eine Gesamtlänge von 25,5 m, eine
Gesamtbreite zwischen den Umfassungswänden von 18,7 m. Die
Auskleidezellen — an Zahl 75 — sind durch einen breiten Gang
und ein schmiedeeisernes Geländer von dem Bassin getrennt und
liegen zu beiden Seiten in zwei Geschossen übereinander. Vom
Bassin aus ist der Zugang in die Zellen nur für Badende gestattet,
während ein zweiter Gang hinter den Zellen beim Betreten der
Anstalt zu benutzen ist. Diese Anordnung der zwei Gänge vor
und hinter den Auskleidezellen hat den doppelten Zweck, dass
der dem Schuhwerk anhaftende Strassenschmutz von dem Bassin
ferngehalten und die lästige Berührung von an- und ausgekleideten
Menschen vermieden wird. Vor Aufsuchen des Bassins muss ein

---

*) Wir entnehmen die folgende Beschreibung dem im Verlage von Wilh.
Gottl. Korn erschienenen Werke von Dr. Kabierske: Das Breslauer Hallen-
schwimmbad. Seine Entstehungsgeschichte und Einrichtungen nebst einem
geschichtlichen Ueberblick über die Entwicklung des Badewesens und des
Schwimmens und Abhandlungen über die gesundheitliche Bedeutung von Baden,
Schwimmen und Schwitzbädern. Breslau 1896.

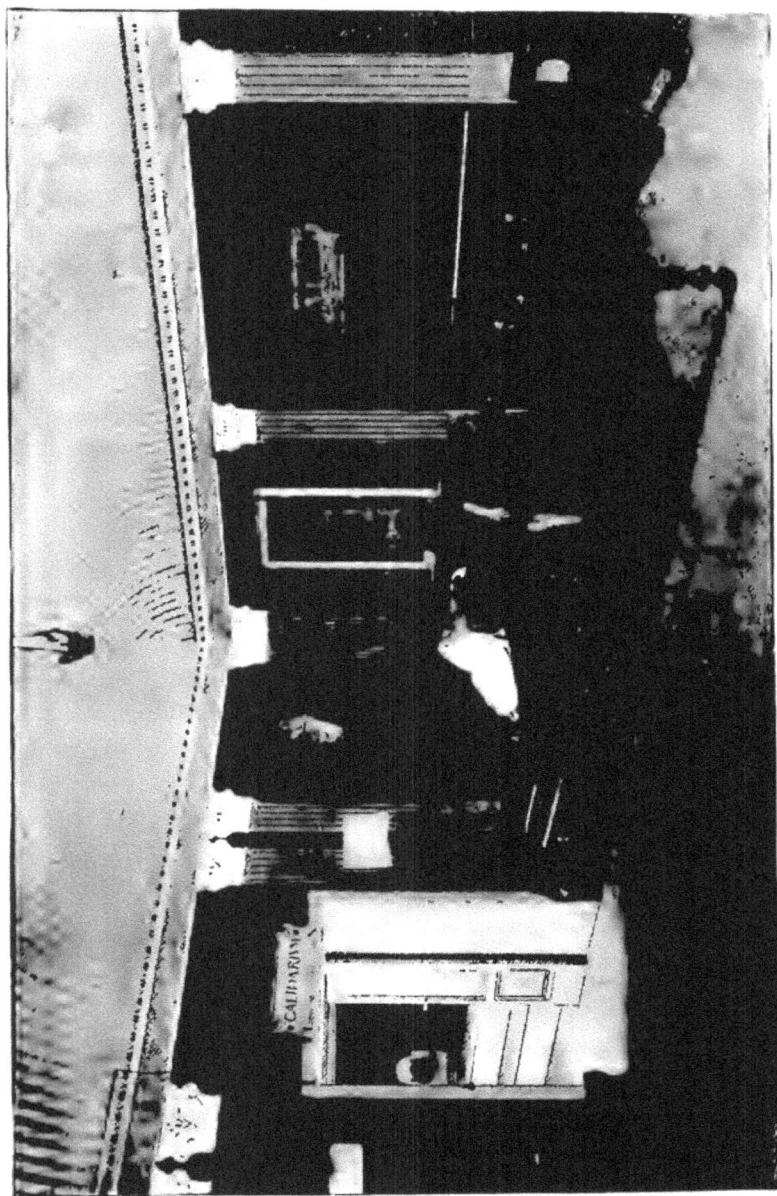

Fig. 13. Tepidarium in dem neuen Institut für physikalische Therapie in Rom. (Naebbildung der Thermae Stabianae in Pompeji). Durch das überaus liebenswürdige Entgegenkommen von Prof. Colonbo, dem Leiter des Institutes für Kinesiotherapie in Rom, sind wir in der Lage, von dieser musterzültigen Anstalt, die erst jüngst eröffnet wurde, einige Aufnahmen zu bringen.

in einem Seitenflügel sich anschliessender Dusch- und Reinigungsraum aufgesucht werden, der 12 temperierbare (35—18°C.) Brausen
enthält, um den Körper zunächst zu reinigen. Für die Waschung
der Füsse sind 8 kleine unterhalb der Fenster angebrachte Fuss-
waschbecken, die mit Seife, Bürste und Zulauf von warmem
Wasser versehen sind, vorhanden. In der Umgebung des Bassins
befinden sich ferner noch ein Vorerwärmungsraum (1,90:4,26 m),
der im Winter zur Anwärmung des strassenkalten Körpers und
an Volksabenden als Schwitzbad benutzt wird, ferner 2 Klosett-
räume für angekleidete Personen — nur vom hinteren Gang der
Schwimmhalle aus zugängig — und auf der gegenüberliegenden
Seite 2 Bideträume für Frauen. Für die Bedürfnisse der entkleideten Badegäste sorgen mehrere von der Schwimmhalle aus
zugängige Klosetts. Das obere Geschoss des Seitenflügels ist zu
einem Auskleideraum für Schüler hergerichtet; rings an den
Wänden und in der Mitte des Raumes sind Holzbänke mit Rück-
lehnen aufgestellt, die 128 Schülern einen Platz von je 41 cm
Breite gewähren.

Das Bassin hat eine Länge von 21 m, eine Breite von 11 m,
also einen Flächenraum von 231 qm, ist mit einem Sprunggerüst
mit mehrfachen Abteilungen versehen, fasst ungefähr 450 cbm
Wasser, welches durch ständigen Zufluss warmen bezw. kalten
Wassers auf einer Temperatur von 23°C. gehalten wird. Das
überschüssige Wasser fliesst durch 8 Ueberlauföffnungen, welche
in den Seitenwänden des Bassins angebracht sind, in die Kanalisation ab. Fussboden und Wände des Bassins sind bis zum
Wasserspiegel mit blauen, darüber mit weissen glasierten Wand-
platten bekleidet. Die Schwimmhalle ist mit ihren sämtlichen
Nebenräumen an die allgemeine Lüftungsanlage angeschlossen;
die Luft wird einmal in der Stunde erneuert. Die Beleuchtung
der Halle wie der Auskleidezellen erfolgt durch Bogen- resp.
Glühlampen.

Die im zweiten Hauptgeschoss befindlichen Wannenbäder —
in der Herrenabteilung 10 Zellen erster und 8 Zellen zweiter
Klasse, in der Frauenabteilung je 8 Zellen erster und zweiter

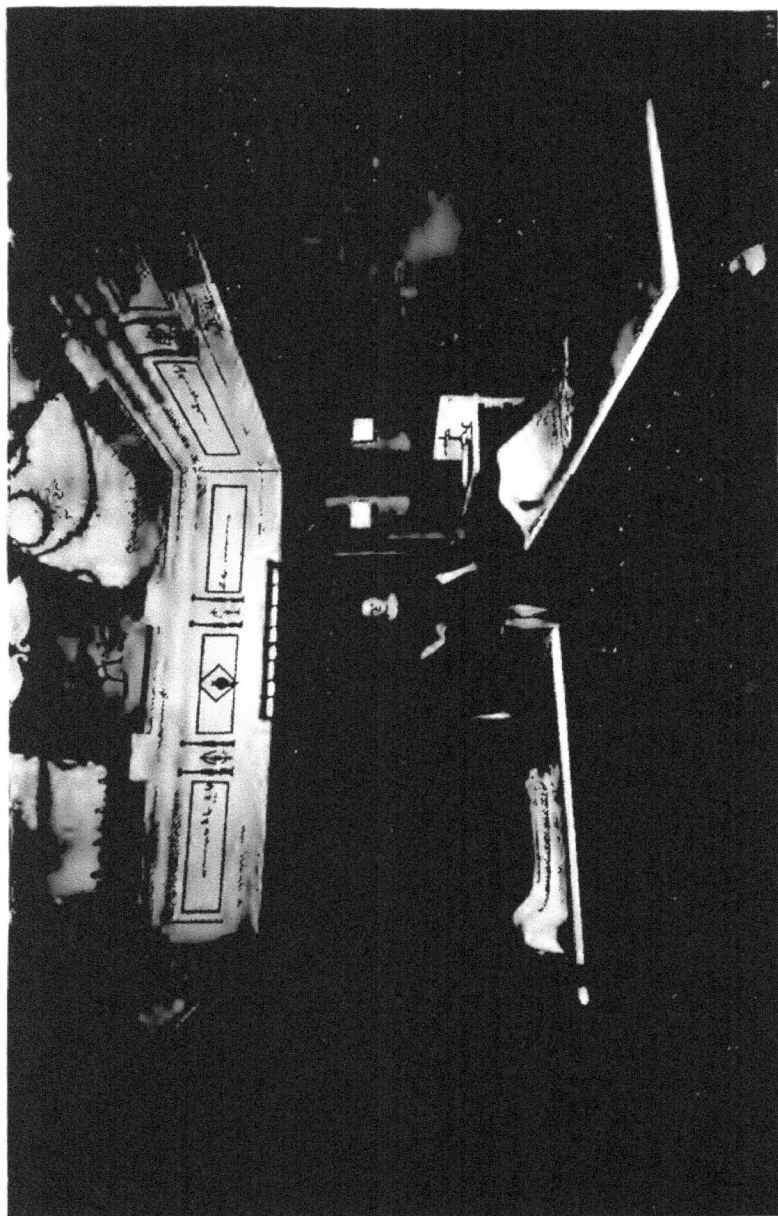

Fig. 14. Alipterium (Salb-Massageraum) in dem Institut für physikalische Therapie in Rom.

Klasse, im ganzen 34 Badezellen — enthalten in den Fussboden versenkte Wannen mit temperierbaren Brausen, haben eine gefällige und solide Ausstattung, einen sehr schönen Vor- resp. Warteraum etc.

Die Schwitzbäder sind in erste und zweite Klasse eingeteilt, jedoch sind die eigentlichen Baderäume für beide Klassen gemeinsam, nur die Auskleideräume sind von einander getrennt verschieden ausgestattet. In dem Ruheraum ist das Zellensystem durchgeführt. Man gelangt zuerst in den Duschraum, in dem in zwei Nischen zwei verschieden temperierte Vollbäder — von 18° C. bezw. 35° C. — angelegt sind; er enthält ferner 11 verschiedenartige Duschen und eine Sitzwanne mit regulierbarer Wassergebung. Von dort aus gelangt man in den Massagesaal mit 2 Massierpritschen, einer temperierbaren Brause etc. und sich dem anschliessend in das feuchte Heissluftbad resp. deutsche Schwitzbad mit 45° C. Innentemperatur und im übrigen nach der schon oben erwähnten Blochschen Methode angelegt. An den Längswänden des Raumes sind polierte Marmorbänke in zwei Etagen aufgestellt, keilförmige Marmorsteine dienen als Kopfunterlage. Auf der anderen Seite des Massageraumes befindet sich das trockene Heissluftbad; dasselbe besteht aus einem grösseren (5,60 : 5,50 m) warmen Raum mit 65° C. und einem kleineren heissen Raum (3,70 : 2,74) mit einer Temperatur von 82° C.

Vorzügliche maschinelle Einrichtungen, unter denen vor allem die Kläranlage anzuführen ist, vervollständigen den nach jeder Richtung mustergültigen Aufbau der Anstalt. Die betreffende Kläranlage ist von besonderem Interesse, weil sie neben der Anlage in Münster i. W. die einzige ist, welche Kondenswasser für Badezwecke benutzbar macht. Der Reinigungsgang ist folgender: Nachdem das Wasser sechs Entölungskammern passiert hat, wird es nach einem geringen Zusatz von schwefelsaurer Thonerde auf einem längeren, mehrfach gewundenen Wege in einem 2 m tiefen Bassin von den schweren Sinkstoffen befreit, um dann mittelst zweier Kiesfilter gereinigt in völliger Klarheit dem Sammelbassin zuzufliessen. Eine im hygieinischen Institut

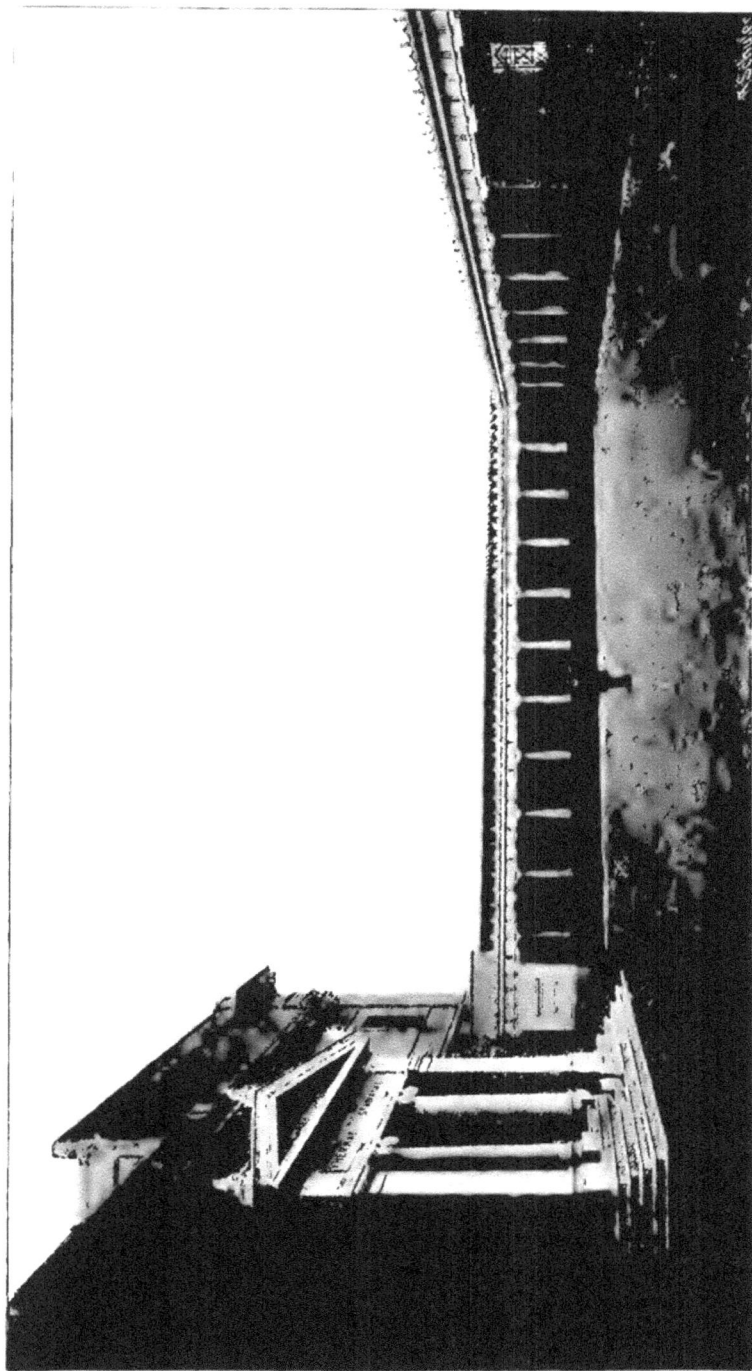

Fig. 15. Palästra in dem Institut für physikalische Therapie in Rom. (Nachbildung der Thermae Stabianae von Pompeji).

der Universität Breslau vorgenommene wiederholte bakteriologische
Untersuchung ergab das ausserordentlich günstige Resultat, dass
die Anzahl der Keime selbst nach dreitägiger Badezeit noch nicht
der durchschnittlichen Anzahl derselben des Oderwassers vor
Eintritt in Breslau oder des Rheinwassers vor Eintritt in Köln
entsprach. Dabei wird das Badewasser dreimal in der Woche
völlig erneuert und täglich die halbe Wassermenge frisch zugeführt.

Die Gesamtkosten der Anstalt beliefen sich auf 748 364 Mark.
Dieselbe ist im Besitz einer gemeinnützigen Aktiengesellschaft,
in der Vorstand und Aufsichtsrat ehrenamtlich arbeiten und die
Aktionäre im Höchstfalle eine Verzinsung von $4\frac{1}{2}\%$ ihrer Ein-
lagen erhalten sollen. Es wurden 250 000 M. durch Aktien von
1000, 500 und 250 M. und 350 000 M. als 4prozentige Prioritäts-
obligationen à 500 M. aufgebracht; dies war die ursprüngliche
Feststellung des notwendigen Gesellschaftskapitals, nämlich
600 000 M. Die Ueberschreitung der Bausumme wurde gedeckt
durch weitere 80 000 M., die hypothekarisch in Anteilen zu
10 000 M. aufgebracht wurden, durch den jährlichen Zuschuss
der Stadt — dieselbe giebt pro Jahr 10 000 M. — und der Rest
wurde als freie Schuld aufgenommen. Mit der Stadt wurde ein
Vertrag abgeschlossen, der von dem Gedanken geleitet war, die
Anstalt baldmöglichst in städtischen Besitz überzuführen. Dem-
zufolge übernahm die Stadt 30 Aktien zu 1000 M., gewährte einen
jährlichen baren Zuschuss von 10 000 M. und ausserdem Ver-
günstigungen bei der Entnahme von Gas und Wasser aus den
städtischen Betriebswerken. Hingegen wurde ihr die Genehmigung
der Bauzeichnung zugestanden, die Kontrolle des Baues durch
einen Bauausschuss, die Genehmigung der Bilanz, das Bewilligungs-
recht bei Aufnahmen von neuen Geldmitteln etc. Die 10 000 M.
sind nur zur Verzinsung von Obligationen bestimmt, falls die
Betriebsüberschüsse zur Verzinsung derselben nicht ausreichen
und sollen im anderen Fall zur Auslosung von Aktien dienen.
Auch die Ueberschüsse der Gesellschaft sind nach dem Vertrage
zum Ankauf von Aktien zu verwerten und muss die Anstalt nach

Auslosung der letzten Aktien mit allen Aktiven und Passiven in den Besitz der Stadt Breslau übergehen.

Dies der Entwicklungs- und Werdegang einer der jüngsten deutschen gemeinnützigen Badeanstalten, der nach mancher Richtung hin belehrend und nachahmenswert sein dürfte.

Eine Betrachtung über die gegenwärtigen Musteranstalten Deutschlands wäre unvollkommen, wollte man nicht der hervorragendsten unter allen, des Stuttgarter Schwimmbades, Erwähnung thun. 1889 eröffnet, 1893 wesentlich erweitert, stellt es heute in seiner Anlage, Einrichtung und Ausdehnung auf alle Arten von Bädern und Badeformen wohl die bestgeleitete und bestfundierte dar, denn, ohne irgendwelche öffentlichen Mittel in Anspruch zu nehmen, prosperiert sie, und die Stuttgarter Bevölkerung ist mit Recht stolz auf ihr ebenso praktisch wie elegant eingerichtetes Schwimmbad. Die gemeinnützigen Erfolge, denen sich das Stuttgarter Bad in Bezug auf die zielbewusste Entwicklung des Badewesens weit über die Grenzen der engeren Heimat hinaus erfreut, werden erwiesen durch die Frequenzziffern, die seine Volkstümlichkeit im besten und höchsten Sinne darthun, durch die Leistungen der Anstalt, die, was die Vollständigkeit der dargebotenen Badeformen anbetrifft, von keiner zweiten erreicht werden, durch die Entwicklung, zu der es dem Frauenbaden und besonders dem Schülerbaden verholfen hat, kurzum durch eine Reihe von Faktoren, die jeder einzelne für sich von wertvollster Bedeutung sind. Man könnte sie fast eine Hochschule für Baden und Schwimmen nennen, werden doch alljährlich über 200 Kinder, Schüler und Schülerinnen der Volksschulen, unentgeltlich in der Schwimmkunst, dem Tauchen und besonders auch im Retten Ertrinkender unterrichtet und den in öffentlicher Prüfung Bestehenden Diplome gegeben, kurzum auf allen Gebieten des Badewesens geht sie bahnbrechend voran. Von der Ueberzeugung ausgehend, dass zur Durchführung reformatorischer Bestrebungen auf diesem Gebiete vor allem die Jugend der Verweichlichung entrissen und dem Bade wiedergewonnen werden müsse, dies aber bei den bestehenden Verhältnissen ohne die Autorität und

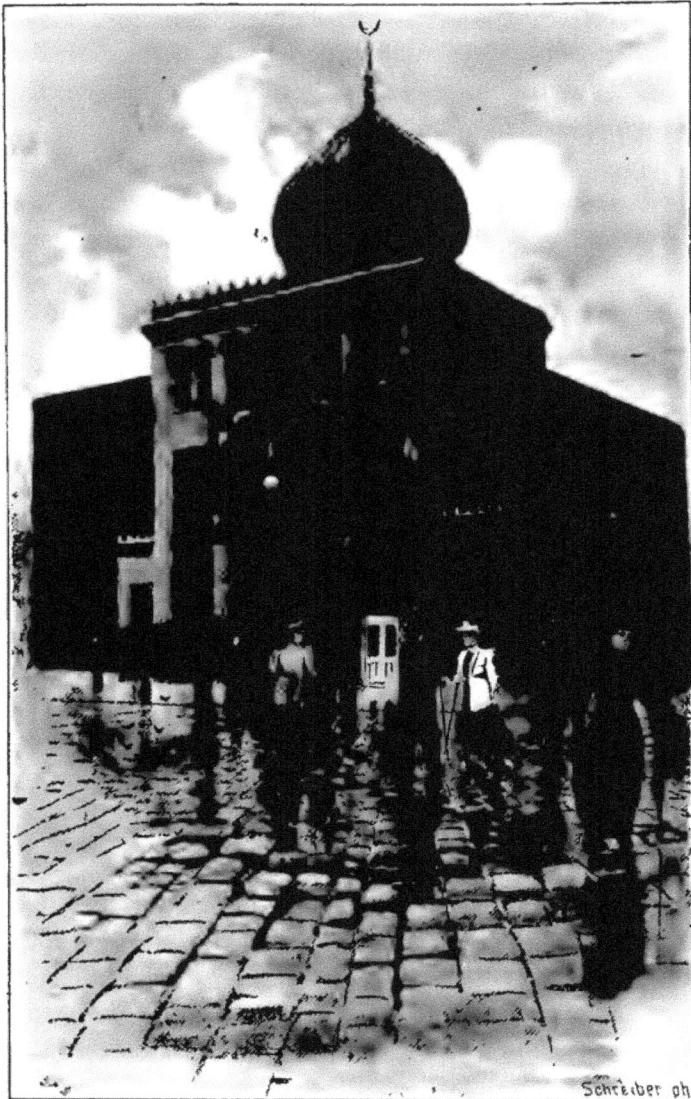

Fig. 16. Stuttgarter Schwimmbad: Façade.

Mithilfe der Schule nicht durchführbar ist, ist die Anstalt behufs Einführung eines systematischen, womöglich obligatorischen Schulklassenbadens unter Aufsicht der Lehrer mit den Schul-

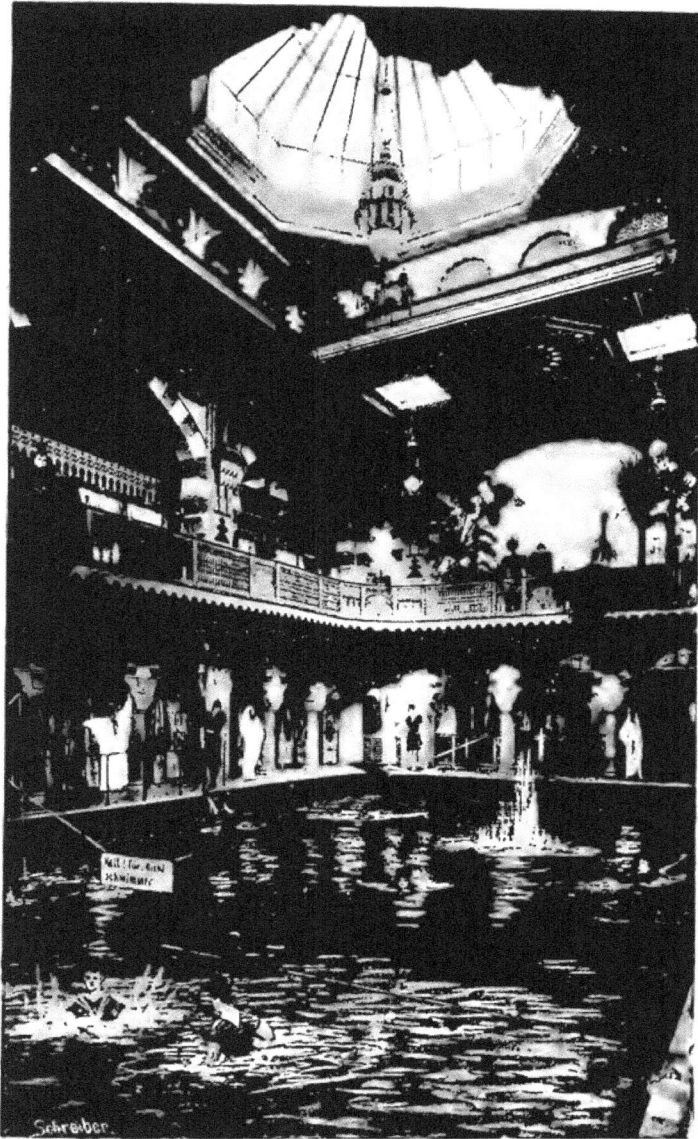

Fig. 17. Stuttgarter Schwimmbad: Frauenschwimmbad.

vorständen in Verbindung getreten und hat auf diese Weise eine
Beteiligung sämtlicher Unterrichtsanstalten Stuttgarts von der

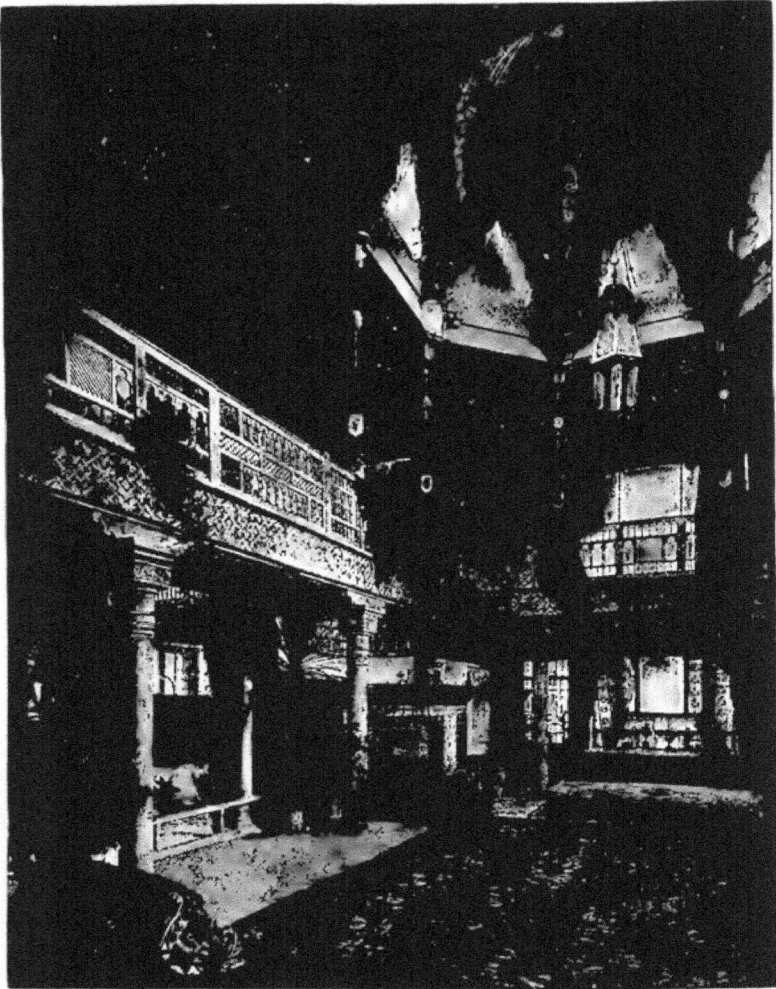

Fig. 18. Stuttgarter Schwimmbad: Herrendampfbad (Ruhesaal).

Volksschule bis hinauf zum Gymnasium erzielt. Fürwahr ein
Erfolg, auf den allein das Institut stolz sein kann! (Fig. 13, 14, 15.)*)

---

*) Die Abbildungen sind dem Büchlein „Bäder in alter und in neuer
Zeit" von Leo Vetter, dem verdienstvollen Begründer und Leiter des Stuttgarter Schwimmbades, entnommen.

Dass in einem derartig organisierten Institut mustergültige Badeeinrichtungen vorherrschen, ist wohl selbstverständlich, allein die höchsten Erwartungen und der verwöhnteste Geschmack werden doch noch durch die Wirklichkeit übertroffen. Nicht nur, dass die luft- und lichtreichsten Schwimmhallen, die komfortabelsten Wannen- und Dampfbäder, alle Arten von medizinischen Bädern, Licht- und elektrische Bäder vorhanden, dass Packungen, Güsse, Inhalationen in einem besonderen Inhalationsraume vorgenommen werden können, ist dem ästhetischen Geschmack soweit Rechnung getragen, dass die Räume sich ebenso geschmackvoll und elegant wie praktisch darbieten. Die dekorative Ausstattung vornehmlich des Frauenschwimmbades wie der Ruhesäle nach den Dampfbädern ist von einer so vornehmen Pracht, wie sie kaum anderswo wohl mehr zu finden ist und dem Ganzen den Charakter des harmonisch Schönen aufprägt. Um sich von der Grösse der Anlage ein Bild zu machen, seien folgende Zahlen aufgeführt: Das Bassin des Herrenschwimmbades ist 24 m lang und 14 m breit, das des Frauenschwimmbades 18,5 m lang und 12 m breit, an Auskleidezellen hat jede Abteilung 60, offene Auskleideplätze ausserdem 200. Wannenbäder sind im ganzen 125 vorhanden, die Dampfbäder weisen insgesamt 60 Auskleidezellen und 50 Ruhebetten auf. Die Frequenz ist so stark, dass im Vergleich mit Köln und Frankfurt Stuttgart mit allen Arten von Bädern an der Spitze marschiert, trotzdem beide Städte fast die doppelte Einwohnerzahl und drei Schwimmhallen haben.

Die modernen Bestrebungen, den breitesten Schichten der Bevölkerung soziale Rechte einzuräumen, die Schäden, die sie in ihrem Dasein treffen, möglichst auszugleichen, haben auch dazu beigetragen, die fundamentale Bedeutung einer wirklichen Volksgesundheitspflege mehr und mehr erkennen zu lassen. Auf Grund dessen ist man vor allem der Frage näher getreten, auf welche Weise man dem Volk eine zweckmässige, bequeme und billige Badegelegenheit verschaffen könne. So erstanden in den verschiedenen Städten die verschiedenen Vereine zur Beschaffung von Volksbädern, so begann vor allem auf Grund der befruchtenden

Anregung seitens des unermüdlichen Vorkämpfers für Volksbäder,
Prof. Dr. O. Lassar in Berlin, die Erbauung von Volksbrausebädern, Reinigungsanstalten, welche unter knappster Form, bequemer Zugänglichkeit und Erreichbarkeit alles für eine umfassende Körperreinigung Notwendige gegen ein geringes Entgelt
zu bieten vermögen. Um für diejenigen Bevölkerungklassen,
denen sie in erster Linie dienen sollen, das ist für den Arbeiter-
stand, leicht erreichbar zu sein, müssen sie möglichst in Ar-
beitervierteln resp. auf den Hauptverkehrswegen der Arbeiter-
schaft angelegt werden. Derartige Volksbrausebäder, wie sie
jetzt eine überaus grosse Reihe deutscher Städte, vor allem die
Centren der Industrie, besitzen, enthalten für gewöhnlich ca.
14—20 Brausen, um den Betrieb nicht zu teuer zu gestalten und
nicht zu erschweren. Die maschinelle Einrichtung beschränkt
sich bei den Brausebädern auf einen Kessel, der durch Röhren
mit einem etwas erhöht aufzustellenden Wasserbehälter verbunden
ist. Letzterer wird mit Wasserstandszeiger und Thermometer
versehen. Aus diesem Wasserbehälter füllen sich über jeder
Brause angebrachte kleine Wasserkasten mit etwa 35 l Inhalt,
die das Wasser, nachdem ein vom Badenden in Bewegung zu
setzendes Ventil geöffnet ist, der Brause zuführen. Man hat
mehrfach, um der Wasservergeudung vorzubeugen, die Einrichtung
getroffen, dass sich diese Kasten, nachdem sie geleert sind, nicht
alsbald wieder füllen. Die Praxis hat aber gelehrt, dass eine
nennenswerte Vergeudung nicht vorkommt, und man ist deshalb
auch vielfach dazu übergegangen, nicht nur die letztgenannte
Einrichtung, sondern auch die Kasten selbst fortzulassen, so dass
den Brausen das Wasser unmittelbar aus dem gemeinsamen
grossen Wasserbehälter zufliesst. Hierdurch wird die Installation
der Bäder erheblich vereinfacht. Die Ventile sind jedoch stets
so einzurichten, dass sie sich jedesmal selbstthätig schliessen,
sobald der Badende die Hand davon nimmt.

Das ursprünglich Lassar'sche Modellvolksbrausebad (Fig. 19)
ist ein achteckiger Bau, der auf einer Seite die getrennten Eingänge
für Männer und Frauen enthält, zwischen denen sich der Kassen-

raum C befindet. Die beiden gleich grossen, für die Geschlechter
getrennten Abteilungen a und b enthalten je 7 Badezellen und
einen Abort f. Jede Zelle ist durch einen wasserdichten Vorhang p in zwei Teile getrennt und durch eine Schiebethür t nach
dem Umgang abschliessbar. Der dem Umgang zunächst liegende
Teil der Zelle dient als Auskleideraum. Er enthält einen Sitz s,
einen Kleiderhalter r und einen Spiegel nebst Kammkasten g.
Die andere, hinter dem wasserdichten Vorhang liegende Abteilung
enthält die Brausen und zwar ausser einer schräg gestellten festen
für warmes Wasser eine Schlauchbrause für kaltes Wasser. Der
in diesem Teil etwas vertiefte und mit Abfluss versehene Fuss-

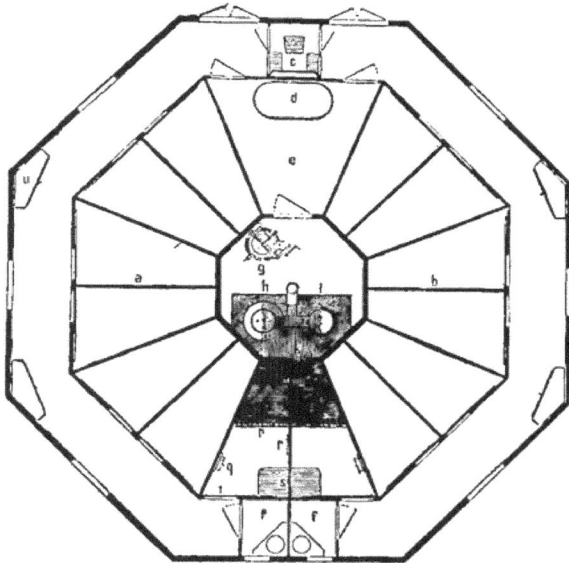

Fig. 19. Modell-Volks-Brausebad.

boden ist mit einem Holzrost o belegt; an der Wand ist ein
Seifenbecken n angebracht. Im Umgange befinden sich vier
Schränke u zur Aufbewahrung von reiner Badewäsche, Seife und
dergl. Hinter dem Kassenraum, und sowohl von der Männer- als
auch von der Frauenabteilung zugänglich, ist die Waschküche e
angeordnet, in der die Badewäsche gereinigt und zugleich ge-
trocknet werden kann. Sie enthält das grosse Wasch- und

Spülgefäss d und die sonstigen für das Waschen und Trocknen erforderlichen Einrichtungen.   Im achteckigen Mittelraum ist ausser einer Zentrifuge g zur Entfernung des Wassers aus der gewaschenen Wäsche die Einrichtung für die Beschaffung des warmen Wassers untergebracht; sie besteht aus dem Warmwasser-kessel M und einer Hochdruckheizschlange i. Ueber diesen Kessel

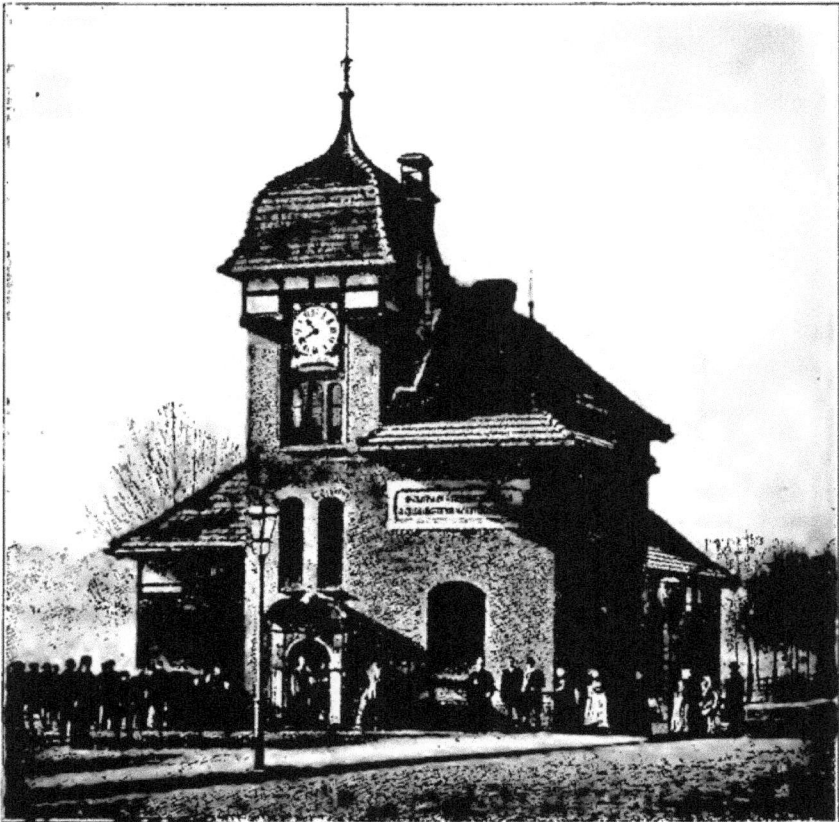

Fig. 20. Volksbrausebad zu Breslau.

ist der Warmwasserbehälter k von 1,20 m Länge, 1,10 m Breite und 1,20 m Höhe aufgestellt.

Eine besonders geschmackvolle Anlage ist das von Plüdde-mann 1893—94 erbaute Volksbrausebad in Breslau (Fig. 20). Dasselbe enthält im Erdgeschoss 2 Warteräume für Männer und Frauen, dahinter eine Kasse, ferner 18 Badezellen für Männer und 6 Badezellen für Frauen, Aborte und Wäscherei. In dem nur teilweise ausgebauten Obergeschoss befinden sich die Wohnung des Badewärters und die Wäschetrockenkammer nebst Drehrolle; die Wasserbehälter stehen in dem thurmartig ausgebildeten Treppenhaus. Nur ein geringer Teil des Gebäudes ist unterkellert, um hier den Dampfentwickler und das Kohlenlager unterzubringen. Die Baukosten betrugen 53000 Mark, von denen 34000 Mark auf das Gebäude und 19000 Mark auf die Badeeinrichtung entfallen.

Als ein Mittelglied zwischen den vorbeschriebenen Volksbrausebädern und den grösseren Volksbädern allgemeiner Art sind Anlagen anzusehen, die ausser Brausen auch Wannenbäder enthalten, so unter anderen das 1891—92 erbaute Volksbad zu Mainz, die Volksbäder in Cassel, Dresden, Giessen und vielen anderen Städten, die durch den Berliner Verein für Volksbäder 1884—85 erbauten Volksbadeanstalten in der Gartenstrasse und Wallstrasse zu Berlin. Die Stadtverwaltung unterstützte das Unternehmen durch unentgeltliche Hergabe der in Parkanlagen gelegenen Baustellen und durch einen Barzuschuss von 108000 Mark. Beide Anstalten sind vollständig gleichartig eingerichtet und enthalten Wannen- und Brausebäder, die in zwei Klassen geteilt sind.

Die Bäder liegen im Erdgeschoss; sie zerfallen in zwei getrennte Abteilungen für Männer und Frauen. Durch eine kleine Flurhalle mit Kasse gelangt man links zunächst in einen Warteraum für Männer, von dem aus die Bäder zugänglich sind. Insgesamt sind 4 Wannenbäder I. Klasse und 12 solche II. Klasse vorhanden, die in einer gemeinsamen Halle untergebracht und durch etwa 2,20 m hohe Scheidewände voneinander getrennt sind. Zur Männerabteilung gehören ferner die im Mittelbau befindlichen Brausebäder, wovon 9 Stück I. Klasse mit je einer Auskleidezelle und 5 Stück II. Klasse vorhanden sind. Für Frauen sind ebenfalls durch ein Wartezimmer zugänglich — rechts von der Flurhalle — 4 Brausen mit je einer Auskleidezelle und 8 Wannenbäder II. Klasse, sowie 4 Wannenbäder I. Klasse angelegt.

Die Wannenbadezellen enthalten je eine gusseiserne, innen emaillierte Badewanne von einer Form, die es ermöglicht, bereits mit 225 l Wasser ein vollständiges Bad herzustellen. Die Wannen sind zur leichteren Reinigung der Zellen nicht mit den Zu- und Abflussleitungen fest verbunden, über jeder Wanne befindet sich eine Brause. Die Brausebäder haben kleine gusseiserne Behälter, denen das warme Wasser aus einem im Kesselhaus befindlichen Warmwasserbehälter von 3,5 kbm Inhalt zufliesst.

Die Gesamtkosten beider Anstalten inklusive Inventar haben sich auf 225 000 Mark belaufen.

Inzwischen ist die Zahl der städtischen Badeanstalten in Berlin auf sechs gestiegen, zu denen noch in gleicher Verwaltung befindliche sieben Flussbäder kommen. Für die städtischen Volksbadeanstalten ist nach dem Stadthaushalt auf das Jahr 1902 eine Einnahme von 458 000 Mark angenommen, während die Ausgaben auf 477 000 Mark bemessen sind. Einen in sozialer Hinsicht ausserordentlich interessanten Versuch hat die Stadt Magdeburg durch Errichtung eines Volksbades in Kombination mit einer öffentlichen Lesehalle und Bücherei gemacht. Die erste Idee einer derartigen Vereinigung zweier allgemeinen Kulturinteressen dienenden Faktoren geht von der Bezirksgemeinde Shoreditch in London aus. In England sind, wie schon Eingangs dieses Abschnittes ausgeführt, durch ein besonderes Gesetz (Bath and Washhouses Act 1846) die Gemeinden zur Errichtung öffentlicher Badeanstalten angeregt und ermächtigt worden, für diesen Zweck besondere Gemeindesteuern zu erheben. Eine grosse Anzahl von Badeanstalten, darunter mustergültige Anlagen, verdankt diesem Umstand ihre Entstehung. Diese englischen Volksbadeanstalten, die unter sich in einer merkwürdigen Weise übereinstimmen, zeigen eine grundsätzliche Abweichung von unseren Bädern. Zunächst darin, dass die Schwimmbecken nur für den Sommergebrauch eingerichtet sind. Im Winter werden sie geschlossen, die Becken werden durch besondere Vorrichtungen in Höhe des Umgangs abgedeckt und der so gewonnene grosse Saalraum wird für Volkskonzerte, Versammlungen etc. benutzt. Eine zweite

Eigentümlichkeit der englischen Volksbäder ist das Fehlen von Brausebädern, eine dritte die, dass stets eine öffentliche Waschanstalt damit in Verbindung steht. In Shoreditch, wo das grosse Schwimmbecken für die Umwandlung in einen Konzertsaal, das kleine für die Umwandlung in eine Turnhalle eingerichtet ist, ist nun mit der grossartig eingerichteten Bade- und Waschanstalt eine Volksbücherei umfassendsten Stiles verbunden, die circa 26000 Bände, Leseräume, Jugendlitteratur etc. enthält. Diese Vereinigung einer Volksbadanlage mit einer Lesehalle hat auch in gesundheitlicher Hinsicht vieles für sich, vermindert sie doch die nicht unerhebliche Erkältungsgefahr, die im Winter beim unmittelbaren Uebergang aus den warmen, wasserdampfgefüllten Baderäumen ins Freie vorhanden ist.

In Magdeburg hat man dieses englische Beispiel nun nachgeahmt, indem man bei der Errichtung eines Volksbades im nördlichen Stadtteil, der sogenannten „Nordfront", gleichzeitig eine öffentliche Bibliothek, verbunden mit einer Lesehalle begründete und damit zum erstenmal in Deutschland diesen in sozialer Beziehung dankenswerten Schritt unternahm. Der Schwerpunkt planmässiger Verbreitung des Badewesens und seiner erzieherischen Einflüsse liegt heutzutage weniger in den Grossstädten, die mehr oder minder durch die moderne wirtschaftliche Entwicklung gezwungen sind, soziale Kommunalpolitik zu treiben, wie in den kleineren und mittleren Gemeinden, die abseits von der Heerstrasse der Kultur liegen und in ihrer patriarchalischen Abgeschiedenheit nur wenig von den Wellen der sozialen Brandung berührt werden. Hier ist eine systematische Propaganda, eine thatkräftige Einwirkung auf die kommunalen Verbände, die Gemeinden und alle in Betracht kommenden Kreise dringend am Platze, hier muss jeder zum Ziele führende Weg beschritten werden. Dass die Anfänge hierfür an den verschiedensten Ecken des deutschen Reiches gemacht sind, dafür nur einige wenige Beispiele.

In Neustadt a. d. Haardt in der Rheinpfalz, das 17000 Einwohner zählt, ist 1899 ein Volksbad errichtet worden, dessen Baukosten sich auf 130000 M. beliefen. Die Form desselben ist eine Aktiengesellschaft nur mit Stammanteilen, das Grundstück wurde von der Stadtgemeinde zur freien Benutzung gestellt. Die Anstalt enthält 12 Wannenbäder, 12 Brausebäder und ein Schwimmbecken und wurden im ersten Betriebsjahr an 163 Betriebstagen 35163 Bäder abgegeben. Die Anstalt ist ein ausserordentlich schmuckes Gebäude, das jeder Grossstadt Ehre machen würde, die Begründer derselben sind von den gemeinnützigsten Absichten beseelt.

Als kleinstes Volksbad stellt sich das im Jahre 1893 in der nur 200 Seelen zählenden Stadt Weissenhorn in Schwaben begründete dar, das nur etwas über 4000 Mark kostete und in seiner Errichtung wie Anlage für kleine Verhältnisse völlig ausreichend erscheint. Es wurde unter der Aegide des dortigen Arztes ein Verein gegründet, jedes Mitglied zahlte eine Minimalsumme von 100 Mark ein, die eingezahlten Beiträge wurden zu 3% verzinst, doch erhalten die Mitglieder den Zins immer in Badebilleten, welche im Laufe des Betriebsjahres benützt werden müssen. Die Anstalt ist ein massives Gebäude und enthält zwei Wannenzellen, zwei Brausezellen, einen Heizraum, Abort und Wartezimmer. Der Bauplatz wurde von der Stadtgemeinde unentgeltlich hergegeben. Diese kleine und doch völlig zweckmässige Anlage verdient ihrer richtigen Fundierung wie ihrer praktischen Einrichtung wegen besondere Beachtung.

Den Volksbrausebädern und Volksbädern mit dem ausschliesslichen Zweck, den arbeitenden Klassen der Bevölkerung eine billige und ausreichende Badegelegenheit zu schaffen, reihen sich die Arbeiterbäder in Fabriken, Bergwerken und anderen industriellen oder fiskalischen Etablissements an. Auf diesem Wege sind eine Reihe von Musterstätten persönlicher Fürsorge von Arbeitgebern für ihre Geschäftsangehörigen entstanden, so die Arbeiterbäder der Glasfabrik zu Corbetha, der Molkereigenossenschaft in Lüdinghausen, der Jutespinnerei in Herford, der Hufeisenfabrik in Minden, der Anilinfabrik in Mainkur bei Cassel mit 314 einzelnen Badehütten, der Fabrikwerke vormals Meister, Lucius & Brüning zu Höchst a. Main (Fig. 21) mit 130 Wannenbädern,

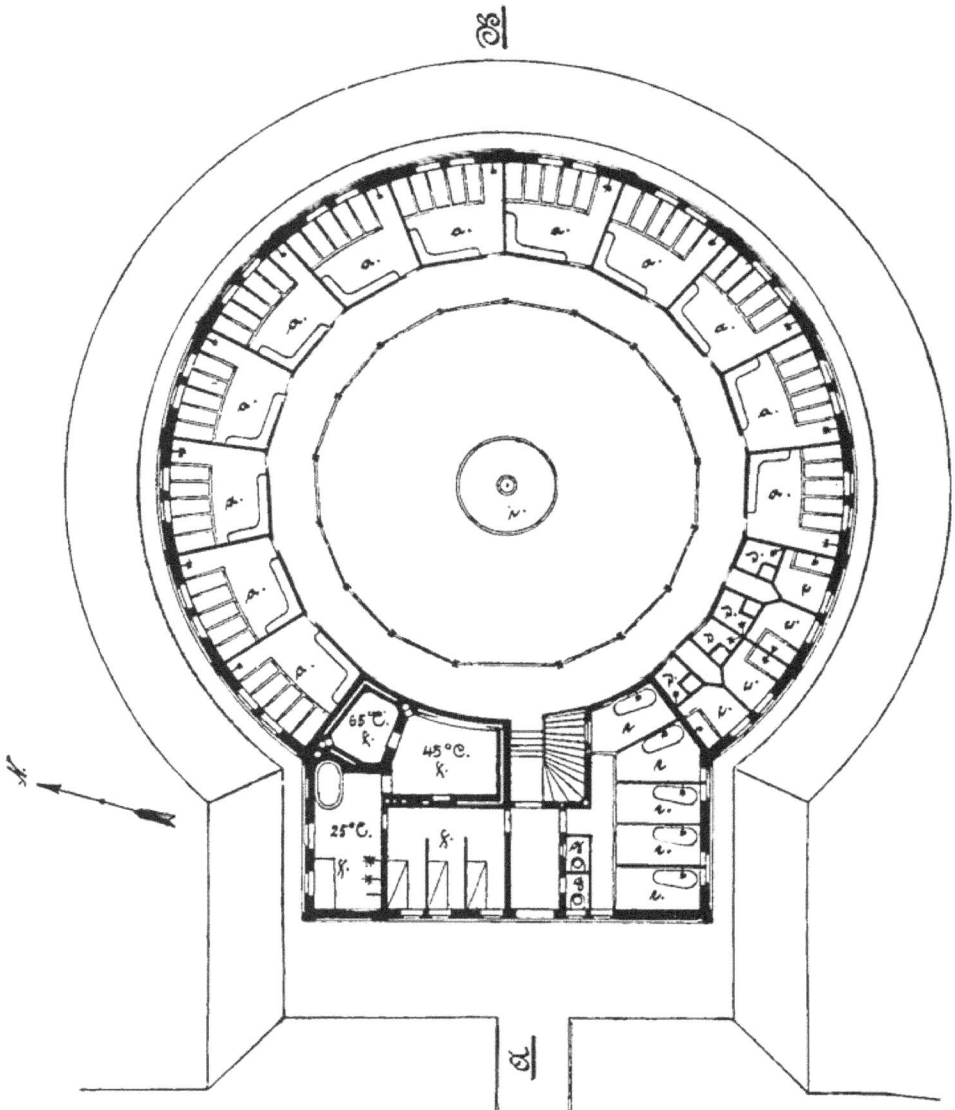

Fig. 21. Arbeiterbad der Farbwerke zu Höchst a. M. (Obergeschoss).

a) Wannenbäder für Arbeiter. c) Wannenbäder für Aufseher. d) Wannenbäder für Beamte.
f) Römisch-irisches Bad. g) Aborte. i) Wasserbehälter.

Brausen und römisch-irischen Bädern, das Arbeiterbrausebad der
Gebrüder Heyl & Comp. in Charlottenburg, die Fabrikbäder in

Duisburg, Mühlheim a. d. Ruhr, Kalk und vielen anderen Orten. In erster Reihe sind es natürlich alle diejenigen Betriebe chemischer Natur, bei denen es zu starken Gas- und Dämpfentwicklungen während der Arbeit kommt, und wo also schon aus eigenstem Interesse des Arbeitgebers peinlichste Körperreinigung seitens der Angestellten zur Verhütung von gewerblichen Schäden verlangt wird. So sind in den Betrieben der nahezu 6000 Personen beschäftigenden Badischen Anilin- und Sodafabrik zu Ludwigshafen am Rhein sämtliche Arbeiter in den Farbenfabrikationen gehalten, vor dem Verlassen der Fabrik sich gründlich zu reinigen. Es existieren zu diesem Zwecke im Anschluss an die Betriebe 45 Wasch- und Badeanstalten mit insgesamt 483 Duschezellen, deren Benutzung auch den nicht mit Farbe beschäftigten Arbeitern zu bestimmter Zeit freisteht. Die Badezeit fällt unter die Arbeitszeit. Jeder Arbeitnehmer hat in einer dieser Badeanstalten seinen bestimmten Platz zum Aus- und Ankleiden und zum Aufhängen seiner Kleider; an demselben vertauscht er vor Antritt der täglichen Arbeit den Strassenanzug mit den Arbeitskleidern. Seife und Handtuch erhält er unentgeltlich von der Fabrik geliefert.

Eine weitere Wohlfahrtseinrichtung hat dieselbe Fabrik dahin getroffen, dass sie im Jahre 1893 im Bereiche der von ihr begründeten Arbeiterwohnungskolonie auch eine Badeanstalt für die Frauen und Kinder ihrer Arbeiter errichtete. Dieselbe umfasst neben den Räumlichkeiten für die Wartefrau und dem Kesselhaus mit Reservoirs zur Erwärmung des Badewassers auf 35° C. einen Baderaum von 225 qm Flächeninhalt. In letzterem befinden sich 6 Kabinen mit Wannen und 18 Duschezellen. Die Anstalt ist jeden Werktag zur unentgeltlichen Benutzung für die oben benannten Kategorien geöffnet. Im Jahre 1900 betrug die Frequenz 38910, d. i. durchschnittlich pro Tag 130 Bäder. Auf den Krupp'schen Werken sind insgesamt 223 Brausen, 23 Wannenbäder und 376 Aus- und Ankleidezellen vorhanden, abgesehen davon, dass die Zechen und Hüttenwerke ihre eigenen Badeeinrichtungen haben.

Wie mit kleinen Mitteln und wenig verfügbarem Terrain demnach ein zweckmässiges Fabrikbad hergestellt werden kann, diese Frage hat ebenso praktisch wie ingeniös die Firma Zeiss in Jena gelöst. Auf einem Terrain von nur 45 qm erhebt sich die Badeanstalt, die sechs Brausebäder, drei Wannenbäder, ein medizinisches Bad, sowie ein Dampfbad enthält und im ganzen nur 15 000 Mark Kosten beansprucht hat. Trotzdem ist diese Badeanstalt im stande, 936 Bäder pro Woche zu verabfolgen, das dürfte sowohl nach dem eingenommenen Quadrat- wie Kubikraum die stärkste Benutzung sein, die möglich ist. Jedem Arbeiter ist wöchentlich während der Arbeitszeit eine halbe Stunde freigegeben, die er für das Bad verwenden kann. Das ist natürlich sehr genau organisiert und ein bestimmter Turnus für jede Abteilung festgesetzt.

Volksbäder in demselben Sinne finden sich ferner bei einzelnen Eisenbahnverwaltungen, hier allerdings lange noch nicht in dem Masse, wie es erforderlich wäre, in Schlachthäusern und staatlichen Betriebsstätten. So hat vor allem die Munitionsfabrik in Spandau einen exakt durchgeführten Badebetrieb; sie beschäftigt ca. 750 männliche und 2355 weibliche Kräfte, die zusammen im Jahre 1898 über 44000 Wannen- und Brausebäder genommen haben, das macht pro Person und Jahr 14,2 Bäder. Die 1650 Arbeiter der Geschützgiesserei benutzten 1500 Wannen- und 24240 Brausebäder (15,6 Bäder). Auf die 2100 männlichen und 250 weiblichen Beschäftigten des Feuerwerklaboratoriums entfallen 60000 Bäder (25,1). Das Baden findet während der Arbeitszeit und ohne Lohnabzug statt. In den Spandauer Werkstätten müssen alle Arbeiter, welche mit gesundheitlich bedenklichen Stoffen in Berührung kommen (wie Blei, Zink, Quecksilber etc.), wöchentlich mindestens zweimal baden. Bäder nebst Seife und Handtuch erhalten sie umsonst. Der von einzelnen Unternehmern oft vorgebrachte Einwand, dass ein Privatmann nicht in der Lage sei, den Arbeitern während der Arbeitszeit ohne Lohnabzug Gelegenheit zum Baden zu geben, wird — so sagt der Bericht — für Stücklohnarbeiter dadurch widerlegt, dass bei den genannten

Werkstätten ein Rückgang des Arbeitsverdienstes durch die für das Baden gegebene freie Zeit nicht eingetreten ist.

Besondere Erwähnung verdienen noch die in den 90 er Jahren bei dem Steinkohlenwerk Zauckerode und seinen ver-

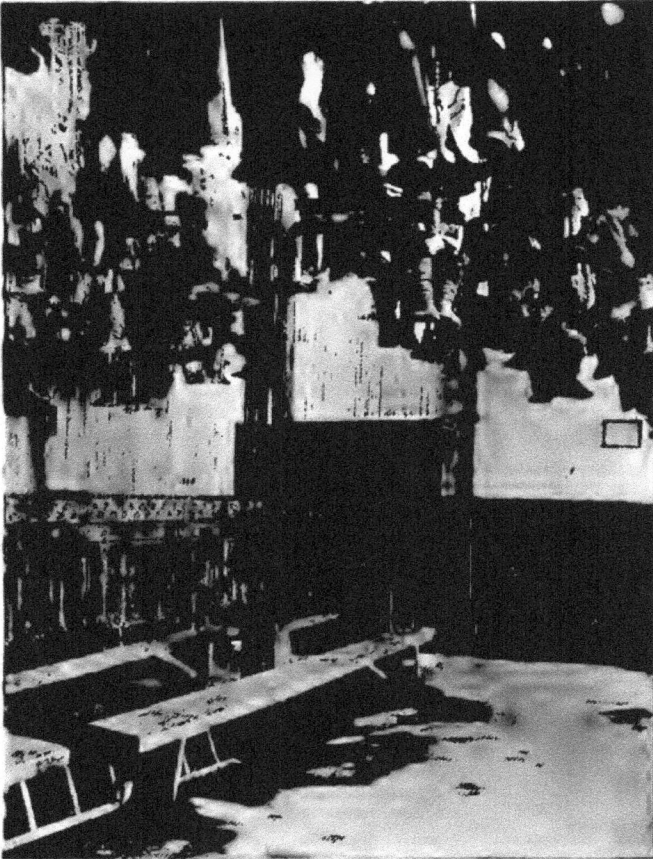

Fig. 22. Entkleidungsraum im Mannschaftsbad zu Zauckerode.
(Nach einer Aufnahme aus dem Atelier Schaul, Hamburg.)
Die Kleider der Badenden werden mittels einer sinnreichen Schnür-
vorrichtung in die Höhe gezogen und desinfiziert.

schiedenen Schachten zur Einführung gelangten Mannschaftsbäder, die von der gesamten Belegschaft täglich benutzt werden.
Die Bergarbeiter haben die Bäder nicht nur als eine Annehmlich-
keit erkannt, sondern vor allem als einen Faktor, der die Ge-

sundheit in günstigstem Masse beeinflusst und die von dem Werkschaftsarzt bearbeitete Morbiditätsstatistik zeigt, dass die Erwartungen, welche man an die Mannschaftsbäder stellte, sich voll und ganz erfüllt haben. Trotz Zunahme der Belegschaft hat die Zahl der Erkrankungsfälle abgenommen und ebenso ist die Zahl der Erkrankten im Vergleich zur Zahl der Belegschaft eine geringere geworden. Bei einzelnen Erkrankungen, insbesondere bei denjenigen, welche anerkanntermassen von Erkältungen beeinflusst, wenn nicht indirekt hervorgerufen werden, fällt es auf, dass sich bei ihnen eine beachtenswerte Abnahme feststellen lässt.

Eine eigene Entwicklung haben die Brausebäder in der Armee genommen. Während das Baden beim Militär bis in die 70er Jahre hinein wesentlich nur als ein Faktor der militärischen Ausbildung betrachtet und dem zufolge in erster und vornehmster Reihe das Baden und Schwimmen in freien Flussbädern gepflegt wurde, ist von diesem Zeitpunkte an mit der Herstellung eigener Baderäume innerhalb der Kasernements selbst, der obligatorischen Einführung periodischer Badeprozeduren für die Mannschaften begonnen worden. Die erste Anregung hierzu gab 1878 Oberstabsarzt Dr. Münnich in Berlin, auf dessen Veranlassung in einer dortigen Kaserne Brausen mit erwärmtem Wasser zur Anwendung gelangten. Jede der 18 Badezellen enthielt eine Douche, welche schräg gestellt war, damit der Kopf des Badenden nicht gedoucht zu werden brauchte. In einer Stunde wurden 300 Mann abgefertigt, von denen auf jeden 15—20 Liter Wasser kamen. Die Gesamtkosten der Anlage beliefen sich auf 4000 Mark, die Kosten eines Bades auf nur einen halben Pfennig. Schon sehr bald darauf erschien eine Verordnung, welche die Anlage von Brausebädern bei allen Neu- und Umbauten von Kasernen vorschrieb und durch eine vier Jahre später erschienene Verfügung wurden weitere Einzelheiten für Kasernenbäder festgesetzt und 50—60 qm Bodenfläche für 10—12 Brausen pro Bataillon, Abteilung Artillerie und Regiment Kavallerie vorbehalten. Da diese Vorschriften nunmehr überall durchgeführt sind, ergiebt sich ein Vorhandensein von über 8500 Brausen im deutschen Heere. Jeder Mann badet vorschriftsmässig einmal wöchentlich im Winter unter der Brause, so dass auf eine Brause im Durchschnitt 45—50 Bäder kommen. Selbst die Sommerbaracken der grossen Truppenübungsplätze enthalten derartige Anlagen, so dass für das stehende Heer die Frage der Errichtung von Brausebädern gelöst zu sein scheint.

Ausser den eigentlichen Volksbädern sind der Vollständigkeit halber noch zu erwähnen Badeanlagen, die nur als Zubehör zu einer im übrigen anderen Zwecken dienenden Anstalt gehören, dies sind die Bäder in Krankenhäusern, Waisenhäusern, Gefängnissen und vor allem in Schulen. Die Wichtigkeit der letzteren rechtfertigt eine nähere Betrachtung. Es ist noch nicht lange her, dass gegenüber einer zuerst in Göttingen im Jahre 1886 eingeführten Badeeinrichtung in den Volksschulen geltend gemacht wurde, das Baden gehöre nicht in die Schule, dies sei Sache des Hauses und der Familie! Dieser Standpunkt darf wohl heute als endgültig aufgegeben betrachtet werden: Eine wirkliche Schulgesundheitspflege verlangt in erster Reihe die Förderung des Badens unter der Jugend und reiht die letztere an die Aufgaben der Schule an. So finden wir eine wenn auch langsame, so doch stete Fortentwicklung des Schulbadewesens und eine mehr und mehr wachsende Erkenntnis, dass die Schule auch die Erziehung zur Reinlichkeit zu leiten habe. Ist diese doch die Basis für jedwede Pflege der Gesundheit und ein unveräusserliches Gut kultureller Gesittung. Von diesen Gesichtspunkten geleitet finden wir heute in einer grossen Reihe von Städten Schulbrausebäder und bei allen grösseren Neubauten von grösseren Schulgemeinden in Deutschland, Oesterreich, der Schweiz, Dänemark u. a. sind Anlagen hierfür geschaffen worden. Am weitesten auf dieser Bahn fortgeschritten sind Aachen, München und Nürnberg, wo im Laufe der letzten Jahre in bezw. 10, 16 und 10 Schulgebäuden Brausebäder den Kindern zugänglich gemacht wurden. Alle Berichte, die seit dem Jahre 1888 als dem Anfangsjahr aus den verschiedensten Orten vorliegen, stimmen darin überein, dass die Einrichtungen sich glänzend bewährt und in hygienischer wie erziehlicher Hinsicht ausserordentlich förderlich gewirkt hätten.

Die Badeanlage eines solchen Schulbades, wie es zum Beispiel von Genzmer 1896—97 für eine Volksschule von 1440 Knaben in Wiesbaden erbaut worden ist, ist folgende:

Sie besteht aus zwei Räumen. Das kleinere zum Auskleiden dienende Gelass ist mit ringsum laufenden Bänken versehen, über denen in entsprechender Höhe Kleiderleisten mit Haken angebracht sind. Der grössere Baderaum, der durch ein mittels Glasverschlag abgeschlossenes Stück des Flurganges — die Badeeinrichtung ist im hohen Sockelgeschoss des Gebäudes untergebracht — mit dem vorigen verbunden ist, enthält 8 Brausen. Unter jeder Brause ist eine muldenartige Vertiefung im Fussboden hergestellt. Von einer Trennung der einzelnen Bäder oder Brausestände ist abgesehen worden. Der Auskleideraum ist so gross bemessen, dass stets 2 Abteilungen dort Platz finden. Es kann also, während die erste Abteilung badet, eine zweite Abteilung sich auskleiden.

Die Fussböden bestehen aus Cementstrich; auch die Mulden unter den Brausen sind im Zusammenhang mit den Fussböden aus Cement hergestellt. Die Wassererwärmung erfolgt in einem im Nebenraum aufgestellten Badeofen, mit dem ein im Dachgeschoss untergebrachter Kaltwasserbehälter von 1,2 cbm Inhalt und ein neben dem Badeofen hängender Boiler verbunden sind. Die Einrichtung hat 2900 Mark erfordert.

Das Brausebad einer Volksschule in Köln ist ein Beispiel für eine Anlage, bei der man entgegen der Wiesbadener Einrichtung eine Trennung der einzelnen Bäder durch Scheidewände, bezw. das Verlegen der Brausen in abgesonderte Zellen angewandt hat.

Die Anlage besteht aus zwei Auskleideräumen mit je 16 Plätzen, die durch kurze Scheidewände von einander getrennt sind, und dem mit 16 Brausezellen versehenen Baderaum. Unter den Brausen sind auch hier muldenartige Vertiefungen im Fussboden hergestellt, die in etwas schräg gestellter Lage angeordnet sind. Sie

werden mit lauwarmem Wasser angefüllt und bieten Gelegenheit
zum Waschen. Ausser den bereits erwähnten Auskleideplätzen,
die zum Ablegen der Oberkleider dienen, ist jeder Brause eine
abgeschlossene Auskleidezelle vorgelegt, wo sich die Kinder völlig
der Kleider entledigen. Im Baderaum befindet sich auch ein Abort.

Die Absicht, in grossen Zügen ein Bild des gegenwärtigen
Badewesens in seiner inneren und äusseren Gestaltung mit besonderer Berücksichtigung der deutschen Verhältnisse zu geben,
die Aufgaben, die erfüllt sind, zu würdigen, diejenigen, die noch
der Erfüllung harren, zu skizzieren, begreift auch in sich eine
Betrachtung der hygieinischen und kulturellen Gesichtspunkte,
die dem Baden eine so universelle Bedeutung verleihen. Dieser
hygieinisch diätetische Gesichtspunkt scheidet die Bäder, je nachdem sie kalt oder warm sind, in solche, die auf rein physiologischem
Wege eine Kräftigung des Gesamtorganismus und dadurch wiederum
in prophylaktischer Hinsicht einen Schutz gegen die Invasion von
Krankheiten herbeiführen, und solche, die von vornherein durch
die Entfernung der Schlacken, durch die Reinigung der Haut
mehr prophylaktisch wie diätetisch wirken. Doch ist diese
Erklärung nicht rein schematisch aufzufassen, da zwischen beiden
Bäderanwendungen rege Wechselbeziehungen statthaben und der
Endeffekt in vielem zusammenfällt. Wenn wir uns die sänitäre
Bedeutung des Badens klar machen wollen, so müssen wir uns
physiologisch das Wesen und die Wirkungen dieser Prozeduren
auf den menschlichen Körper zu erklären suchen, Prozeduren,
die der Kindheitszustand der Menschheit mit seinem natürlichen
Instinkt schon vor Jahrtausenden als wohlthätig und segensreich
erkannt hatte.

Der Angriffspunkt des Wassers ist beim Bad in erster Reihe
die Bedeckung des Menschen, die Haut, die bekanntlich eine
Anzahl der wichtigsten Funktionen zu erfüllen hat. Zunächst
die respiratorische Funktion: Die Hautatmung bildet eine der
Lungenatmung analoge und dieselbe ergänzende Verrichtung;
Wasser und Kohlensäure werden von ihr abgegeben und zwar
in der Weise, dass von ersterem fast zweimal so viel durch die

Haut verdunstet, wie durch die Lungen, von letzterer nur täglich zwei bis drei Gramm, welcher Betrag etwa dem hundertsten Teil der zur Verdunstung gelangenden Lungenkohlensäure entspricht. Erhöhung der Temperatur der umgebenden Luft, körperliche Anstrengung und verschiedene andere Umstände, vor allem der jeweilige Füllungszustand der Blutgefässe in der Haut steigern jenen Betrag der ausgeschiedenen Kohlensäure sowie die Wasserabgabe in hohem Grade.

Bei dieser Steigerung oder wenn die Ausdunstung durch undurchgängige Kleidung, Bedeckung und dergleichen beschränkt oder verhindert wird, erfolgt Schweissabsonderung. Die Absonderung von Schweiss und Hauttalg aus den Millionen von Schweiss- und Talgdrüsen, die die Haut durchziehen, ist ihre sekretorische Funktion. Durch Schweiss und Verdunstung verliert der Körper eines arbeitenden Menschen innerhalb 24 Stunden bis 1400 gr Flüssigkeit, das ist die gleiche Menge wie durch die Nieren. Dieselbe enthält bis 5 % anorganische Stoffe und zwar vornehmlich Chloralkalien, Harnstoff, Fett und Fettsäuren, auch steht die Ausscheidung von aromatischen und Fäulnisprodukten, von Toxinen und bakteriziden Organismen nach den neuesten Untersuchungen ausser Zweifel. Diese Drüsenthätigkeit der Haut kann auf dem Wege zentraler und reflektorischer Erregung mittels der zahllosen Nervenfasern, die in der Haut endigen, durch mannigfache Faktoren gesteigert oder herabgesetzt werden. Unter den sensiblen Reizen spielen die thermischen bei der Schweisssekretion eine besondere Rolle. Wärmereize relativ niedrigen Grades sind bereits kräftige Erreger des Schweisses; Muskelbewegung, mechanische Reizung der Haut, Wärmezufuhr sowie Wärmestauung, Verhinderung des Wärmeverlustes steigern die Schweissabsonderung umsomehr, wenn sich mehrere dieser Faktoren kombinieren. Dabei ist zu bedenken, dass mechanische Reizung, wie sie durch Frottieren, Anwendung schweisstreibender Prozeduren und dergl. zu stande gebracht wird, eine Abstossung von Epidermisschuppen in grösseren Mengen, eine Maceration, ein Aufquellen der obersten Hornschichten vermöge ihrer hygro-

skopischen Eigenschaft bewirkt, Umstände, welche die Schweisssekretion ungemein fördern. Dieselbe kann in Form geeigneter
diaphoretischer Methoden in dieser oder jener Form enorm gesteigert
werden und entfaltet ihrerseits wiederum mächtige nähere und
entferntere Wirkungen auf Strömungsgeschwindigkeit, Verteilung,
Druck- und Spannungsverhältnisse des Blutes und mittels dieser
Einflüsse auf die Lebensvorgänge in den Geweben und Organen.
Dies leitet uns zu einer der wichtigsten Funktionen der Haut
über, die mit der Schweissabsonderung in innigstem Zusammenhang steht, zur Wärmeregulierung, die in einer wechselnden
Wärmeabgabe und Wärmebildung besteht. Unerlässlich
für das Verständnis der Bäderwirkung ist das Eingehen auf diese
physiologischen Funktionen, die wir kurz betrachten wollen.

Die Wärmeregulierung, ihre Anpassung an die verschiedenen
Veränderungen in den äusseren Bedingungen steht mit der Be-
schaffenheit der Hautnerven und zwar sowohl ihrer Endorgane
als der Leitung zu den Centralapparaten in innigster Verbindung.
Diese Vermittlung geschieht durch die Funktion der Haut als
Sinnesorgan. Das ganze Wesen aber der Wärmeregulierung
seitens der Haut können wir am besten bei der Behandlung des
Körpers mit kaltem Wasser erkennen.

Wenn wir Wasser von wesentlich kälterer Temperatur auf
die Haut bringen, so erfolgt eine Zusammenziehung der Muskulatur der Hautgefässe, dieselben verengen sich, das Blut wird aus
der Haut verdrängt, die Wärmeabgabe an die Aussenwelt sinkt,
es findet eine Fluxion zu den inneren Organen, zuerst zu der
der Haut benachbarten Muskelschicht statt. Dadurch wird, wie
von Winternitz, dessen ausgezeichneten Arbeiten wir den grössten
Teil unserer Kenntnisse auf diesem Gebiete verdanken, festgestellt
ist, eine Erhöhung der Temperatur in der von reichlicheren
Blutmassen durchströmten Muskelschicht bewirkt, dann erfolgt
auch ein vermehrter Zufluss nach den mehr nach innen gelegenen
Organen. Es bedingen also diese Cirkulationsveränderungen unmittelbar nach dem hydriatischen Eingriff zunächst eine Erhöhung
der Achselhöhlentemperatur, ebenso wird die Temperatur im

Mastdarm vorerst eher um ein wenig erhöht als herabgesetzt. Die Wirkung auf das Herz äussert sich in einer erheblichen Zunahme der Pulsfrequenz und der arteriellen Spannung. Trotzdem die Innentemperatur in diesem Stadium eher gesteigert als vermindert ist, empfindet das Individuum ein der Abkühlung der Haut entsprechendes Kältegefühl.

Mit einem Schlage ändert sich das ganze Bild, sobald die Reaktion eintritt, d. h. wenn die kontrahierten Gefässe in der Haut sich nicht nur zur Norm, sondern wahrscheinlich unter dem Einfluss einer Erregung der Hemmungsnerven über dieselbe hinaus mächtig erweitern. Jetzt tritt wohliges Wärmegefühl ein, die Temperatur in der Achselhöhle und im Mastdarm sinkt, weil die Passage durch das abgekühlte Hautorgan frei ist und das Blut in raschem Tempo durch die mächtig erweiterten Hautgefässe strömt, hier seine Wärme zum teil an die kühlere Aussenwelt abgiebt und abgekühlt zu den inneren Organen zurückkehrt. Gleichzeitig sinkt die Pulsfrequenz, während die erhöhte Spannung im arteriellen System bestehen bleibt. Diese Reaktion ist ein physiologischer Vorgang, der bei gesunden, in Bezug auf ihre Cirkulationsorgane und ihr Nervensystem normalen Individuen glatt eintritt, bei kranken Individuen durch die Kombination mit mechanischen Reizen hervorgerufen werden muss. So regeln Steigen und Sinken der Wärmeabgabe die Temperaturgleichheit des Körpers, die noch von einem zweiten Faktor, der Wärmebildung, erhalten wird.

Auch diese, welche in der Hauptsache durch Verbrennungs·vorgänge in den Muskelgebilden erfolgt, hängt von der Haut und zwar von der Thätigkeit der Hautnerven ab, wie wir oben gesehen haben. Durch den Wechsel der Blutströmung, durch die Steigerung des Blutlaufes in den inneren Organen, durch eine Menge sich schon aus unserer seitherigen Betrachtung ergebender Momente werden Ernährung und Stoffwechsel wesentlich beeinflusst und nimmt man die schon eingangs erwähnten exspiratorischen und sekretorischen Funktionen der Haut hinzu, so wird es klar, welch grossartiges, vielgestaltiges Vermittlungsorgan sie darstellt, und welche Bedeutung in hygieinischer und diätetischer Hinsicht eine rationelle Hautpflege hat.

Das erste Erfordernis dieser Hautpflege ist Reinigung mittels Waschungen oder Bäder, Reinigung von Schweiss, Hauttalg, Staub und Schmutz, der in unserem kulturellen Leben eine so vielgestaltige Entstehungsmöglichkeit, eine so schwerwiegende Bedeutung hat, hat man doch in 50 kg schmutziger Wäsche allein 2 kg davon gefunden.

Weiterhin dient das Bad und zwar vornehmlich das kalte Bad dazu, den Körper abzuhärten, das ist wissenschaftlich ausgedrückt, die Regulierung von Wärmebildung und Wärmeabfluss soviel wie möglich der Selbstthätigkeit des Körpers zu überlassen und diese Fähigkeit durch Kühlhalten der Haut unter Anwendung anderer geeigneter Faktoren so zu entwickeln, dass selbst erhebliche Temperaturunterschiede auch ohne Aenderung in der Kleidung gut ertragen werden. Welche Bedeutung diese Abhärtung für die Erkältungskrankheiten hat — mag man nun letztere auf neuropathologischem Wege oder auf dem der chemischen Blutveränderung entstanden sich erklären — brauche ich wohl kaum zu erwähnen, während der Einfluss des kalten Bades und zwar als Schwimmbad auf die verschiedensten Organe und Lebensäusserungen unseres Körpers eingehender Betrachtung bedarf.

Der volksgesundheitliche Wert des Schwimmens wird in seiner vollen und umfassenden Bedeutung erst klar, wenn wir die physiologische Wirkung des Schwimmbades uns zu deuten suchen. Das Schwimmbad wirkt thermisch und mechanisch durch die Temperatur und den Druck des Wassers auf unseren Körper. Das Wasser des Schwimmbades, das wir im Mittel in einer Temperatur von 23 ° C., wie es dem Badewasser der Hallenbäder entspricht, annehmen, ist ein Kältereiz, auf den die Haut zunächst durch Verengerung ihrer Gefässe reagiert. Das verdrängte und in seiner Wärmeabgabe behinderte Blut staut sich, wie wir schon oben ausgeführt haben, in den benachbarten Muskelschichten, überwärmt diese und steigert den Stoffwechsel, das heisst die Verbrennungsvorgänge in ihnen — wie es scheint — auf Kosten der Zuckerstoffe und Fette.

Zu dieser Kaltwasserwirkung, welche in jedem kalten Bade eintritt, addiert sich beim Schwimmen die Muskelarbeit des Schwimmers. Sie facht die Verbrennungsvorgänge noch energischer an, so dass der andauernde Wärmeverlust — durch den Ausgleich der Hautwärme mit dem kühleren Wasser — durch eine mächtig gesteigerte Wärmebildung ersetzt wird. Der geübte Schwimmer empfindet das Gefühl der Kälte nicht, ja mancher erhitzt sich dabei bis zum Schwitzen. Der Wärmeverlust ist ein grosser, da das Wasser ein vortrefflicher Wärmeleiter ist. Schon im gewöhnlichen Badewasser von 25 ^{0} C. beträgt der Wärmeverlust das dreifache des normalen mittleren Verlustes. Beim Schwimmen ist er um so grösser, einmal weil die Wärmeproduktion noch mehr gesteigert ist, und ferner weil die Bewegungen die Bildung einer ausgleichenden Wärmeschicht um den Körper ständig hindern und darum das Wasser in stets gleicher wärmeentziehender Temperatur an den Körper herantritt. Die Energie, mit welcher sich der Körper gegen das Eindringen der Kälte verteidigt, und die wir Reaktionskraft nennen, ist wechselnd; sie schwankt mit der Konstitution und Disposition des Körpers, mit seiner Anpassungsfähigkeit und der Stärke und Dauer des Kältereizes. Daraus erklären sich manche bekannte Beobachtungen. Blutreiche Menschen mit gesunder Konstitution und gutem Fettpolster ertragen das Schwimmen besser wie blutarme, schlecht genährte Menschen. Die Reaktionskraft, mittels deren mehr Körperwärme gebildet wird, hält bei ersteren lange noch vor, wenn sie bei letzteren bereits im Sinken ist. Dauerndes Frösteln und Frieren im Wasser ist davon das Zeichen; es giebt an, dass der Körper die Wärmeentziehung mit seinen letzten Mitteln mit Muskelzuckungen bekämpfen muss, welche den Vorgang lebhaftesten Wärmeverlustes stets begleiten. Auch nervenschwache, schlaffe Individuen vertragen deshalb das Schwimmen schlecht, ebenso wie alte Leute, deren Reaktionskraft herabgesetzt ist, doch lässt sich diese durch regelmässige Uebungen wesentlich erhöhen, eine Thatsache, die ja auf dem gesamten Gebiete der funktionellen Anpassung wiederkehrt. Wir lernen unseren Körper, sich kühleren Temperaturen anzupassen und somit die Disposition für Erkältungen zu vermindern. Dies kann man bei jedem selbst noch in der Entwicklung begriffenen Organismus durchführen, in extremster Form sehen wir es beim regelrechten Schwimmsport, dem Wettschwimmen, verwirklicht.

Doch auch die Reaktionskraft hat eine Grenze, und sie erlahmt um so früher, je geringwertiger die körperliche Konstitution ist. Uebertriebene Anforderungen, die an den Körper gestellt werden, können auf diese Weise Erscheinungen einer allgemeinen Erfrierung des Körpers (Zittern, Frösteln, tonische und klonische Krämpfe etc.) auslösen.

Die physiologische Nachwirkung des Schwimmens dagegen lässt die Hautgefässe sich erweitern, die Körperwärme steigt an, da die gesteigerte Wärmebildung noch fortdauert und von der Luft schlechter wie durch das Wasser absorbiert wird, den Schwimmer überkommt das bekannte behagliche Wärmegefühl. Die Dauer des Schwimmens und Badens ist demnach nach der Reaktionskraft des Körpers zu bemessen. Bleibt der Körper nach jedem Schwimmbad blass und fröstelnd, so war dessen Dauer zu lang oder der Körper ist zu schwach und kann sich der Temperatur des Wassers nicht anpassen.

Die Forschungen der letzten Jahre haben als überraschende Thatsache festgestellt, dass unter dem Einfluss des kalten Wassers eine mächtige Vermehrung der Blutzellen stattfindet. Die Anzahl der weissen Blutkörperchen vermehrt sich um das Dreifache und auch die Zahl der roten Blutkörperchen zeigt sich im Kubikmillimeter um 1,800 000 gesteigert; dem entspricht der Hämoglobingehalt, welcher eine Zunahme bis 14 % aufweist. Diese Veränderungen, mit welchen das Blut zugleich eine höhere Alkaleszens und damit eine sich steigernde bakterientötende Kraft gewinnt, sind allerdings keine dauernden, doch gehen sie erst nach annähernd zwei Stunden zurück. Bei manchen, besonders anämischen und chlorotischen Individuen bleibt indessen eine gewisse Vermehrung der roten Blutkörperchen, deren Zahl durch die Muskelbewegung des Schwimmens gesteigert wird, dauernd und erklärt uns die Heilung dieser Krankheiten mittelst kurzer, kalter Schwimmbäder durch die dadurch geschaffenen günstigeren Ernährungsbedingungen. Vorbedingung für diese Einwirkung ist indessen der Eintritt der oben geschilderten Reaktion, Rötung der Haut und Wärmegefühl. Diese Milliarden scheinbar neuer Blutzellen sind jedenfalls Reservezellen, welche durch die mächtige Anregung der Zirkulation durch die vermehrte Spannung der Muskeln und Gewebe in den Blutstrom hineingedrängt werden und dabei, wenn auch nur vorübergehend, in Arbeit treten. Der vermehrte Säftestrom ist aber ein Kräftestrom und die zahllosen roten Blutkörperchen sind Sauerstoffträger, welche dem Körper neues Brennmaterial, die Kraftquelle zu neuer Arbeitsleistung zuführen.

Aber noch mehr! Der Kältereiz des Wassers beeinflusst auch auf das mächtigste die wichtigsten Organe unseres Lebens, Nerven, Herz und Atmung. Die Nervenreize, welche die Körperoberfläche erhält, wirken nicht nur auf diese allein, sie werden nach den nervösen Zentralorganen weitergegeben und veranlassen eine Vertiefung der Atmung, bei welcher mehr Sauerstoff eingeatmet und mehr Kohlensäure ausgeschieden wird. Das Herz arbeitet rascher und kraftvoller, der nervöse Apparat wird lebhaft angeregt, kurzum eine allgemeine vorteilhafte Einwirkung kommt zu stande und gestaltet das Schwimmbad zu einer hygienisch-hydrotherapeutischen Prozedur ersten Ranges, zu einem körperlichen Erziehungsmittel für die Jugend, das von keinem anderen übertroffen werden dürfte. „Wer in der Jugend das Glück gehabt,“ schreibt Rohr*), „an seinem eigenen Körper zu empfinden, welche Gesundheitsfülle und herrliche Kraft ein regelmässiges Bad zu verleihen im stande ist, wer aus eigener Anschauung beobachten konnte, wie schwächliche Kinder mit schmaler Brust, blassem und müdem Aussehen durch fortgesetztes Schwimmen mit der Zeit zu kräftigen Gestalten mit breiter Brust und vollem

---

*) Dr. A. Rohr, Ein Beitrag zur Erbauung eines Schwimmbassins. 1895.

pulsierendem Leben in körperlicher Frische und geistiger Munter-
keit heranwuchsen, wie sie abgehärtet wurden, Wind und Wetter
zu ertragen, wie sie seltener und dann nur leichter erkrankten,
wird mir aus voller Seele beistimmen, dass derjenige, welcher
regelmässig vernünftig badet und schwimmt, kräftiger, leistungs-
und widerstandsfähiger, energischer an Geist und Körper wird,
als derjenige, der dies verabsäumt und sich um Körperpflege
nicht kümmert." Und neben diese wahrhaft goldenen Worte
möchte ich den Ausspruch des früheren Kultusministers von
Gossler stellen, der einen offenen Sinn für alle Wohlfahrts-
bestrebungen auf dem Gebiete der Erziehung hatte, und der da
lautete: „Was das Schwimmen anbelangt, so ist es in meinen
Augen das Ideal der Ideale für die harmonische Ausbildung des
Körpers. Es giebt keine körperliche Uebung, welche einem gut
geleiteten Schwimmen sich vergleichen lassen könnte."

Eine weitere, wenn auch gegenüber der obigen mehr unter-
geordnete Einwirkung der Schwimmbäder ist ihre mechanische
Wirkung. Der Druck des Badewassers auf den Körper ist geeignet,
die Thätigkeit der Herz- und Blutbewegung und der gesamten
Atmungsorgane zu steigern. Bei der Atmung ist die Last der
Wassersäule, die dem Brustkorb und dem Leibe aufliegt, mit zu
überwinden, die Einatmung muss daher beim Schwimmen mit
grösserer Kraft ausgeführt werden und muss mit der Zeit zu einer
Kräftigung der Atmungsmuskulatur und der Lungen führen.
Letztere werden auch durch den Reiz des frischen Wassers und
das zeitweilige Verhalten der Atmung beim Tauchen und Springen
zu besonderen Anstrengungen angetrieben. Wird die Einatmung
behindert, so wird die Ausatmung durch den Wasserdruck unterstützt
und vergrössert und dadurch schliesslich die ganze Atmung vertieft.
Dass auch das Herz, sowie der ganze Gefässapparat zur Ueber-
windung des Wasserdruckes und bei der vielfach wechselnden
Atmung tüchtiger arbeiten und eine vorteilhafte Kräftigung erfahren müssen, liegt auf der Hand.

Das Schwimmen ist aber auch eine gymnastische Uebung;
Schwimmen, und hierzu gehört Springen und Tauchen, ist Turnen

im Wasser*). Es ist vielleicht die vollendetste der Turnübungen, da sie alle Muskeln des Körpers in Anspruch nimmt und in staubfreier Luft ausgeführt wird. Alle Vorteile des Badenden empfindet der Schwimmer in verstärktem Masse. Zu der Kräftigung der Atmung, der Blutbewegung, des Nervenlebens und Stoffwechsels gewinnt er noch hinzu die allseitige Ausbildung der Muskulatur, mit ihr eine Steigerung der Blutmenge und der elastischen Kraft der Gefässe, durch Schwimmen und Tauchen aber Mut und Beherztheit, Ausdauer und Willenskraft.

So ergiebt sich aus der kurzen Betrachtung der physiologischen Wirkungen des Kaltbadens und Schwimmens eine ausserordentlich grosse Reihe hygieinischer und diätetischer Momente, die als direkte Folgeerscheinungen jener Wasseranwendungen und in prophylaktischer Hinsicht als das beste Schutzmittel gegen die Invasion von Krankheiten zu betrachten sind. Die Kombination des mechanischen Momentes, welches durch die kräftigen Muskelbewegungen gegeben ist, mit dem thermischen Einfluss des Kaltwasserbades ist es, das so vorteilhaft auf die Thätigkeit des Herzens und der Lungen, sowie auf das Nervensystem und den gesamten Stoffwechsel einwirkt, und das damit zu einem wesentlichen Faktor der Volksgesundheit wird.

Liegt somit der Hauptwert des kalten resp. Schwimmbades in der Kräftigung und Stärkung des Gesamtorganismus und dadurch weiterwirkend in der Steigerung der natürlichen Schutzkräfte desselben gegenüber der Invasion von krankheitserregenden Ursachen, so äussert sich der Nutzen eines warmen Bades in einer direkten Pflege der Haut im speziellen und einer damit zusammenhängenden Vernichtung von Mikroparasiten, von Ansteckungsstoffen von Mensch auf Mensch resp. von Tier auf Mensch übertragbarer Krankheiten. Auf unserem Körper lagert sich in steter Folge der Staub der Luft ab, die Räume, in welchen wir arbeiten, die Gegenstände, welche wir berühren, lassen ihre Spuren auf uns zurück. Diese Verschmutzung der

---

*) F. Kabirsche, Das Breslauer Hallenschwimmbad. Breslau. 1899.

Haut wie der Schleimhäute des Körpers steigert sich ins Enorme,
da wo zahlreiche Menschen auf engem Raume zusammenleben
und arbeiten, wo die Luft stockt, die Sonne nicht einstrahlt mit
reinigender Kraft, wo der Betrieb als solcher eine Staubentwick-
lung in höchstem Masse verursacht, wo kurzum Schmutz und
Staub mit jedem Atemzug dem Körper einverleibt, bei Ruhe wie
bei Bewegung alle sichtbaren Teile der Hautoberfläche bedecken.
Eine solche Verunreinigung wirkt nicht nur ekelhaft, sie schädigt
vor allem unser Wohlbefinden, weil sie die normale Thätigkeit
der Haut verhindert. Millionen Schweiss- und Talgdrüsen durchziehen die Haut des Menschen und sondern die schon oben erwähnten Stoffe und Fäulnisprodukte ab.   Zahllose Nervenfasern
endigen in ihr, und sie trägt ein so ungeheures Netz von Gefässen in ihrem elastischen Fasergewebe, dass in einer mächtig
geröteten Haut nahezu $^2/_3$ der gesamten Blutmasse des Körpers
Platz finden. Bleibt nun das Gemisch von selbsterzeugtem Schweiss
und Hauttalg und von hinzugetretenem Staub auf der Haut liegen,
so werden nicht nur die wichtigen physiologischen Aufgaben der
Haut beeinträchtigt, ihre Schutzkraft gegen äussere Einflüsse
geschwächt, sondern auch durch Verstopfung der Drüsenöffnungen
ihr Wachstum und ihre Ernährung gestört und die Veranlassung
zu Erkrankungen der Haut gegeben. Dieses Gemisch fällt weiterhin, wie alle organischen Substanzen, der Zersetzung anheim.
Wir bemerken die Wirkung dieser Zersetzungsvorgänge beim
Eintritt in dicht bevölkerte Lokale, vor allem in Schulen bei
schlechter Ventilation oder unreinlichem Verhalten der Kinder,
sowie in den Aufenthaltsräumen unreinlicher Menschen schon an
dem Geruch. Die Zersetzungsvorgänge wirken auf die Verderbnis
der Luft in derartigen Lokalen zurück. Die gesamten Lebensvorgänge werden somit durch eine mangelnde Hautpflege beeinträchtigt. Jene in Zersetzung begriffenen Massen nehmen der
Haut, die in normalem Zustande einen Panzer der Gewebe
gegen die Aussenwelt bildet, ihre Schutzkraft und öffnen Thür
und Thor dem Eindringen organisierter Keime. Durch körperliche Berührung werden sie übertragen, im Körperschmutze finden

sie den günstigsten Nährboden für ihre Entwicklung und Vermehrung und werden ahnungslos herumgeschleppt, bis sie uns selbst einmal oder unserer Umgebung Krankheit und Tod bringen. Von allen diesen Stoffen nun befreien wir uns wirksam allein durch ein warmes Bad, in welchem freilich Seife und Bürste nicht fehlen dürfen. Dieses Bad kann ein Wannen- oder Brausebad sein; bei letzterem, das als bequeme und rasch zu vollführende Prozedur häufig, besonders bei beruflich verunreinigter Haut, dem ersteren vorzuziehen ist, tritt noch eine erfrischende und bei der Kombination mit einer mässig kühlen oder kalten Berieselung sogar eine direkt anregende und stärkende Wirkung hinzu.

Das Schwitzbad endlich ist diejenige Badeform, die von allen Badearten die mächtigste Einwirkung auf unseren Körper ausübt. Vergegenwärtigt man sich die mannigfachen Prozeduren, wie sie zum Schwitzbad gehören, also Bäder, Duschen, ferner die mechanische Bearbeitung des Körpers durch seifen, bürsten, massieren, frottieren, so wird man sich von vornherein sagen müssen, dass damit alles nur Erdenkbare in Anwendung gebracht wird, um den Körper zu reinigen. Der gesamte Organismus wird nacheinander jeder uns bekannten Reinigungsart unterworfen, in zuverlässigster Weise jeder Schmutz, jede Hautausscheidung, jede Hautschuppe entfernt und jede Behinderung der Hautthätigkeit wirksam behoben. Die Annahme lässt sich ferner nicht abweisen, dass die hohen Wärmegrade der Schwitzräume schädliche Mikroorganismen vernichten, die in den Falten oder Poren der Haut, in den behaarten Teilen des Körpers, besonders in Kopf- und Barthaaren, ja in den Schleimhäuten der oberen Luft- und Speisewege haften. Eine erhöhte Bedeutung hat diese Frage der Einwirkung heisser Luft in hohen Temperaturen auf Bakterien durch die Untersuchungen der letzten Jahre gewonnen, die die schon lange behauptete Ausscheidung von Bakterien durch den Schweiss bestätigt haben. Man hat Eiterkokken, Tuberkelbazillen und andere Mikroben im Schweisse gefunden und hat sogar die Anzahl der durch den Schweiss ausgeschiedenen Keime quanti-

tativ festgestellt. Man zählte die Keime des Badewassers vor
und nach einem gewöhnlichen Reinigungsbade; damit vergleichend
zählte man die Keime eines Bades, in welchem ein aus dem
Schwitzkasten kommender schweisstriefender Mann 5 Minuten
verweilt hatte. Im ersten Fall waren es 32 Millionen, im letzteren
104 Millionen — die Berechnung geschieht auf Grund der Untersuchung von einem Kubikzentimeter des Badewassers —, welche
im Bade mehr abgegeben waren. Die reinigende Kraft des
Schwitzbades zu der des einfachen Bades verhielt sich demnach
wie 104 : 32, wobei die Zahl 104 selbstredend um vieles zu klein
anzusehen ist, da Millionen von Keimen mit dem Schweiss ab-
geflossen und auch im Badelaken des Schwitzkastens geblieben
waren.

Jedenfalls besitzen wir zur Zeit kein Mittel, welches den
Körper nur annähernd so gründlich zu reinigen gestattet, wie
das Schwitzbad, keines, welches in gleicher Weise mit der Kraft
eines mächtigen Desinfektionsmittels den Körper auch von Mikroben zu befreien imstande ist. Wird das anerkannt, so muss
die prophylaktische Anwendung des Schwitzbades, welches deshalb bei beginnenden Erkältungskrankheiten, Schnupfen, Katarrhen,
Halsentzündungen etc. von vielen instinktiv aufgesucht wird, noch
eine ganz andere Verbreitung finden. Sie gewinnt unter anderem
Bedeutung für zu operierende Kranke, für Aerzte und Pflege-
personal, sie gewinnt vor allem Bedeutung für unsere gesetzlich
angeordneten Desinfektionsmassregeln nach ansteckenden Krankheiten, nach denen Sachen und Gegenstände wohl desinfiziert,
die pflegenden Menschen aber und ihre Kleider unbeachtet
bleiben und dadurch oft genug im Bart- und Kopfhaar (durch
Anhusten bei Diphtheritis, Keuchhusten etc.) haftende Keime
weitergetragen werden. Nächst dieser hygienischen Bedeutung
der Schwitzbäder ist auch eine mächtige physiologische Einwirkung derselben auf unseren Organismus zu konstatieren; in
wenigen Worten lässt dieselbe sich dahin resumieren, dass eine
durch Tage dauernde gesteigerte Oxydation eintritt, bei welcher
nach Berechnung der mehr gebildeten Wärme nicht nur stick-

stoffhaltige Substanzen, sondern vor allem Fettsubstanzen, die hauptsächlichen Wärmebildner, verbrannt werden.

Das Baden, in welcher Form nun auch es vorgenommen werden mag, hat aber nicht nur vom Gesichtspunkte der Hygiene, sondern ebensosehr auch in allgemein kultureller Hinsicht eine grosse Bedeutung. In welcher Ausdehnung Krankheiten und Epidemien durch Unreinlichkeit begünstigt und endemisch werden, lässt sich auch heute noch und nicht nur bei der Pest und Cholera ermessen und überall, wo wir in der Gegenwart oder Vergangenheit eine Vernachlässigung der Körperpflege finden, gewahren wir ein Darniederliegen der Kultur, sei es allgemein bei ganzen Völkern, sei es wenigstens bei breiten Schichten derselben, aus denen als Ausnahmen nur wenige bevorzugte Bevölkerungsklassen mit luxuriösen Badefahrten hervorragen.

Von diesem Gesichtspunkte aus treten wir an die Frage heran: entsprechen die Badeeinrichtungen Deutschlands den vom kulturellen wie hygienischen Standpunkte aus berechtigten Anforderungen, und ist das Bewusstsein von der hohen sanitären Bedeutung des Badens zum Allgemeingut des Volkes geworden? Um vor allem die erstere Frage beantworten zu können, sind wir genötigt, eine Begrenzung des Begriffes „Badeeinrichtungen" vorzunehmen, insoweit sie nämlich der Allgemeinheit dienend auch zu wirklichen Volksbadeanstalten, die die obigen Anforderungen erfüllen, und damit zu einer sozialhygienischen Institution werden. Nicht zu berücksichtigen sind also bei den folgenden Betrachtungen Badeeinrichtungen in Privathäusern, die nur einem verschwindend kleinen Teil der Bevölkerung zur Verfügung stehen, ferner Badeeinrichtungen in öffentlichen Gewässern, deren Ausdehnung am weitesten vorgeschritten ist, sei es nun, dass die Anstalten von gemeinnützigen Gesellschaften oder öffentlichen Korporationen erstellt und betrieben werden, sei es, dass die private Unternehmerlust auf eigenes Risiko dieselben geschaffen hat.

Mit Badeeinrichtungen in Privathäusern kann die Mehrzahl der Haushaltungen sich selber nicht helfen, sie ist angewiesen auf öffentliche Anstalten; mit solchen in öffentlichen Gewässern ist nur für die Sommerszeit, das ist also für vier Monate oder unter günstigsten klimatischen Verhältnissen und in warmen Jahren für höchstens fünf Monate Vorkehr getroffen und dann auch nur für gesunde, kräftige Personen. Es bleiben also einzig und allein geschlossene Badeanlagen, die das bieten können, was das Bedürfnis erheischt. Für die Beurteilung der thatsächlichen Verhältnisse nach dieser Richtung hin kann die Grundlage nur eine statistische Kenntnis bilden. Eine solche hat zum erstenmal im Jahre 1886 Lassar[1]) durch eine Enquete, die er persönlich anstellte, geschaffen und im Jahre 1895 G. H. Schmidt[2]), zur damaligen Zeit Vorstand des statistischen Amtes der Stadt Mannheim, in rationeller Weise weiter ausgebildet.

Lassar ging davon aus, dass ein warmes Reinigungsbad per Woche ungefähr das Mass desjenigen darstellt, was zur Popularisierung der körperlichen Reinigung erstrebt werden darf und muss, ein Gebrauch, der bei anderen Nationen längst zur Volksgewohnheit geworden ist. Damit aber jeder Einwohner eines Bezirkes, beispielsweise von 1000 Einwohnern, wöchentlich einmal warm baden könne, müsste ausreichende und bequem erreichbare Gelegenheit gegeben sein, um jährlich 52000 Bäder zu verabreichen. Als Durchschnittsannahme müsste für den Zweck eines wöchentlichen Durchschnittsbades für je 1000 Einwohner eine Badeanstalt verlangt werden; das wäre bei einer Bevölkerung von etwa 44—45 Millionen, um jedem Deutschen einmal wöchentlich ein warmes Bad zu gewähren, im ganzen 44—45000 Anstalten.

Die Eingänge der Enquete bezogen sich auf eine Bevölkerung von ca. $31\frac{1}{4}$ Millionen Einwohnern; für diese bestanden nachweislich im ganzen nur 1060 oder prozentualisch auf etwa 30000 Personen statt 30 nur eine Warmwasserbadeanstalt. Von

---

[1]) Siehe Deutsche Vierteljahrsschrift für öffentliche Gesundheitpflege, XIX, 1887, Seite 23.
[2]) Statistisches Jahrbuch deutscher Städte. Sechster Jahrgang. Breslau 1897.

diesen 1060 entfielen noch 25 auf Krankenhäuser und 24 auf Kurhäuser, so dass in Wirklichkeit nur 1011 der Allgemeinheit zugängliche Anstalten verblieben.

Im Königreich Preussen kamen auf höchstens 38 000 Einwohner je eine Badeanstalt, die aber alle nur in den Städten sich befanden, in zwei Dritteln des preussischen Königreichs behalf sich die gesamte Landbevölkerung durchweg ohne jedwede Warmwasserbadeanstalt. Von den 268 Kreisen der deutschen Staaten ausser Preussen waren 80, das Wohnungsgebiet von etwa 2,4 Millionen Menschen, jeder öffentlichen Badeeinrichtung bar. Kommen hierzu noch 96 Kreise gleicher Lage in Preussen, so waren notorisch in zwei Dritteln des Reiches über 5 Millionen, also mindestens ein Sechstel der Einwohnerschaft, gänzlich ausser stande, jemals ein warmes Reinigungsbad zu nehmen. Lassar musste damals auf Grund dieser Ergebnisse zu dem Resume gelangen, dass die Anzahl der in Deutschland vorhandenen Badeanstalten in auffallendem, man darf wohl sagen beschämenden Missverhältnisse zu der vorhandenen Einwohnerzahl stehe und dass selbst da, wo ausreichende Einrichtungen existieren, dieselben nicht im entferntesten ausgenützt würden. Die Statistik von Schmidt berücksichtigte in erster Reihe die Frequenz der Badeanstalten und zwar für das Jahr 1895, wobei einmal zu berücksichtigen ist, dass sich die statistische Zusammenstellung nur auf die von öffentlichen Korporationen oder gemeinnützigen Vereinen ins Leben gerufenen und betriebenen Warmbäder beschränken musste, da aus Privatanstalten sich genaue Angaben nicht gewinnen liessen und fernerhin, dass auch die von ersteren eingeholten Erhebungen auf völlige Genauigkeit keinen Anspruch machen konnten. Die Ziffern sind somit nur als Minimalzahlen anzusehen. Nichtsdestoweniger waren sie im Vergleich zu den von Lassar 9 Jahre vorher gewonnenen sehr lehrreich und gaben uns wenigstens von einzelnen deutschen Städten ein anschauliches Bild des Standes des gegenwärtigen Volksbadewesens.

Die verdienstvollen Arbeiten von Lassar und Schmidt waren bis vor kurzem die einzigen Unterlagen, die wir über den Stand des Badewesens hatten, aber sie mussten lückenhaft bleiben, da sie mehr oder minder privater Natur und dadurch nur auf das Entgegenkommen der in Betracht kommenden Kreise angewiesen waren. Seit dem Jahre 1900 hat sich dies Bild wesentlich geändert: Von diesem Zeitpunkte an besitzen wir eine absolut zuverlässige und umfassende amtliche Statistik und damit das wichtigste Glied in der Reihe der Beweise von der Unzulänglichkeit der modernen Badeeinrichtungen. Auf Veranlassung der „Deutschen Gesellschaft für Volksbäder" wurde staatlicherseits eine Enquete vorgenommen, die fussend auf amtlichen Berichterstattungen aus sämtlichen Stadt- und Landkreisen des Deutschen Reiches nunmehr eine absolute und lückenlose Uebersicht über den in Frage stehenden Gegenstand darbietet. Das von dem Direktorialassistenten am Statistischen Amt in Berlin, Dr. E. Hirschberg, bearbeitete Material wurde im IV. Heft der Veröffentlichungen obiger Gesellschaft publiziert und bildet die Grundlage für die Erkenntnis der gegenwärtigen Verhältnisse wie für alle sich daran knüpfenden Bestrebungen und Reformen. Im ganzen Deutschen Reiche wurden 2918 Warmbadeanstalten ermittelt, das ist eine auf 18 000 Einwohner (nach der Volkszählung von Ende 1895). Unter den preussischen Provinzen zeigt Brandenburg die verhältnismässig grösste Zahl von Anstalten, Ost- und Westpreussen die geringste. Im übrigen ergiebt sich (im Vergleich mit 1886, dem Jahr der Lassarschen Statistik):

Es kommt eine Warmbadeanstalt auf Personen:

in Brandenburg ohne Berlin auf 16 000 (35 000),
   „   Hannover . . . . . . „   16 000 (24 000),
   „   Hessen-Nassau . . . . „   20 000 (48 000),
   „   Schleswigs-Holstein . . . „   20 000 (34 000),
   „   Pommern . . . . . . „   21 000 (29 000),
   „   Sachsen . . . . . . „   21 000 (33 000),
   „   Schlesien . . . . . „   27 000 (31 000),
   „   Westfalen . . . . . „   27 000 (36 000),
   „   Posen . . . . . . „   30 000 (45 000),

in Rheinprovinz . . . . auf 30 000 (53 000),
„ Ostpreussen . . . . „ 31 000 (56 000),
„ Westpreussen . . . . „ 36 000 (47 000).

Im ganzen hatten die 2918 Anstalten 19 258 Badewannen, 7343 Brausezellen und 251 Schwimmbassins und es kamen in den einzelnen deutschen Staaten auf 100 000 Einwohner Badevorrichtungen:

Staaten	Schwimm-bassins	Bade-wannen	Brause-zellen
Preussen	0,4	28,7	10,2
Bayern	0,5	27,7	25,4
Sachsen	0,8	67,0	14,8
Württemberg	0,6	53,0	20,7
Baden	1,2	83,1	28,8
Hessen	0,2	24,2	12,5
Thüringen	0,7	59,7	24,2
Mecklenburg-Schwerin . . .	0,2	27,1	5,2
Mecklenburg-Strelitz	1,0	31,5	17,7
Oldenburg	0,8	18,2	9,4
Braunschweig	1,2	45,6	20,5
Anhalt	0,7	50,5	83,2
Waldeck	—	358,2	55,4
Lippe-Detmold	0,7	47,5	1,5
Schaumburg-Lippe	—	43,7	—
Hamburg	0,4	52,4	3,5
Lübeck	—	36,0	16,8
Bremen	1,5	121,7	19,3
Elsass-Lothringen	0,5	52,5	8,2
Reich	0,5	36,8	14,0

Hier zeigen sich die grössten Unterschiede. Die wenigsten Badewannen auf 100 000 Einwohner hatte Oldenburg (18,2), die meisten Waldeck (358,2). Es folgte Bremen (127,7), Baden (83,1), Sachsen (67,0). In Anhalt sind die Brausezellen besonders ver-

treten. Geht man in der Statistik noch weiter auf die kleineren
Verwaltungsbezirke, insbesondere des Königreichs Preussen, ein,
so zeigen gerade einige östliche und einige westliche Regierungsbezirke die kleinsten Ziffern. Im Regierungsbezirk Münster
standen nur 48, im Regierungsbezirk Stade nur 29 Badewannen
und 5 bezw. 21 Brausezellen sowie 2 bezw. 1 Schwimmbassin
zum öffentlichen Gebrauch und es kamen auf 10 000 Einwohner nur 8,1 Badewannen, im Regierungsbezirk Stade nur
8,2, Aachen nur 8,8, Coblenz 4,8 und aus dem Osten im Regierungsbezirk Marienwerder 8,0, Gumbinnen 9,6, Posen 12,4.
Im übrigen Reich fanden sich so niedrige Ziffern, wie sie einzelne
preussische Regierungsbezirke aufweisen, nicht wieder, während
andererseits die preussischen Maximalzahlen vielfach übertroffen
werden. So steht besonders hoch der Kreis Dresden (132,0), der
Neckarkreis (86,9), die Landeskommissariate Freiburg i. Br. und
Karlsruhe, Schwarzburg und Waldeck. Die Ursachen dieser
merkwürdigen Verschiedenheit sind durch Ortsgebrauch, Klima,
soziale und wirtschaftliche Verhältnisse bedingt. Vielfach hat
das Vorhandensein von Kurorten oder Kuranstalten, von See-
bädern einen offenbaren Einfluss auf die Zahl der Warmbadeanstalten gehabt. Mehr für die Kurgäste bestimmt, dienen sie
doch zugleich der Bevölkerung im allgemeinen. Auch religiöse
Gebräuche sind von Einfluss auf das Vorhandensein von Badeanstalten, und es wird aus einer Anzahl von Orten des östlichen
Preussens berichtet, dass diese Anstalt — oft die einzige — auch
dem Publikum im allgemeinen zugänglich ist. Wo die Bevölkerung
wesentlich aus Arbeitern zusammengesetzt ist, kommen die von
den Grossbetrieben getroffenen Badeeinrichtungen in Betracht,
obwohl sie nicht wirkliche Warmbadeanstalten darstellen. An
mehreren Orten wird die Bevölkerung als Bädern überhaupt ab-
geneigt geschildert, so die polnische Bevölkerung in Ost- und
Westpreussen, aber auch in gewissen Distrikten von Bayern. In
anderen Fällen scheitert der Wunsch nach Warmbädern an den
schwierigen Wasserverhältnissen. So zeigt sich, dass das Fehlen
geeigneter Badegelegenheit in mannigfachen Ursachen begründet

ist, welche jedenfalls einen Schluss auf die Intensität des Rein-
lichkeitsbedürfnisses von vornherein nicht zulassen.

Es kommt nun weiter in Frage — und das war eine der
vornehmsten Aufgaben der Statistik von 1900 — ein wie grosser
Teil des deutschen Volkes durch das Fehlen jeder Badegelegenheit in der Ausübung der Reinlichkeit und der Hautpflege nach
dieser Richtung hin überhaupt beschränkt ist. Wenig mehr
als ein Drittel aller Einwohner des Reichs leben in
Orten mit.öffentlichen Warmbadeanstalten, von 1000
Einwohnern nur 370, in Preussen nur 358, in Bayern nur 290,
im Grossherzogtum Hessen nur 280. Am besten steht das Königreich Sachsen mit 564 auf 1000. Unter den grösseren Verwaltungs-
bezirken Preussens nimmt, nach Ausscheidung von Berlin, der
Bezirk Düsseldorf die höchste Stelle ein, wo 599 Einwohner von
1000 in Orten mit öffentlichen Warmbadeanstalten lebten; es
folgen die Bezirke Potsdam, Köln, Hannover, Schleswig, Erfurt.
Am niedrigsten stehen Stade, Gumbinnen, Marienwerder, Wies-
baden, Trier. Innerhalb der übrigen Staaten sind es die säch-
sischen Kreise Leipzig und Dresden, wo je 632 pro Mille der
Bevölkerung am Orte des Wohnsitzes oder doch in dessen Nähe
Gelegenheit zu warmen Bädern hatten. Hoch stehen auch das
Herzogtum Anhalt, der Bezirk Oberbayern, Kreis Karlsruhe,
Sachsen-Altenburg, Coburg-Gotha, Braunschweig und niedrig
Niederbayern, die Kreise Waldshut, Mannheim, Oberhessen, Oldenburg und zu unterst Lippe-Detmold und der Kreis Mosbach in
Baden, aber auch Waldeck-Pyrmont mit 120 pro Mille. Letzteres
ist auch deswegen bemerkenswert, weil Waldeck-Pyrmont in der
Verteilung der Wannen auf die Einwohner die günstigste Stellung
unter allen Bezirken einnahm, bei dieser Betrachtungsweise aber
die ungünstigste. Es kommt das daher, weil von den 58 000 Einwohnern des Fürstentums nur etwa 7000 in Orten mit öffentlichen Bädern wohnen, hier aber eine für die kleine Bewohner-
zahl verhältnismässig so grosse Anzahl solcher Einrichtungen sich
vorfand, dass ihre Verteilung auf die gesamte Bevölkerungszahl
schon eine hohe Ziffer ergab. Man erkennt hieraus, dass es

weniger Nutzen bringt, die Badeanstalten auf einen Ort zu konzentrieren oder sie an einem Orte besonders umfangreich zu gestalten, dass es vielmehr darauf ankommt, kleinere Badeanstalten über das Land hin zu verteilen, um so möglichst auch der Landbevölkerung Gelegenheit zur Befriedigung des Bedürfnisses nach warmen Bädern zu gewähren.

Nach der Hirschfeldschen Statistik entbehren von den 545 preussischen Kreisen noch 133 überhaupt öffentlicher Badeanstalten, darunter 5 Orte mit über 25 000 Einwohnern, 55 Orte mit einer Einwohnerzahl von 10 000 bis 25 000, worunter 17 in der Rheinprovinz, 13 in Westfalen. Ausserhalb Preussens waren an Orten mit über 10 000 Einwohnern nur zwei ohne öffentliche Bäder, nämlich Lechhausen in Oberbayern und Oschatz in Sachsen, so dass von den mehr als 400 Orten mit über 10 000 Einwohnern im Deutschen Reich nur 62 keine öffentlichen Bäder hatten. An Orten mit 3000 bis 10 000 Einwohnern waren in Preussen 495 mit 3 184 373, im ganzen Reich 721 mit 4 191 848 Einwohnern als solcher Einrichtungen entbehrend namhaft gemacht.

Wenn also auf der einen Seite eine erfreuliche Zunahme der Volksbäder an sich in den letzten Decennien zu konstatieren ist, so ist auf der anderen Seite unzweifelhaft festgestellt worden, dass ein überwiegend grosser Teil der Bevölkerung jeder Möglichkeit und Gelegenheit entbehrt, warme Wannen- oder Brausebäder zu nehmen. Fast das ganze platte Land und die Mehrzahl der Städte sind entweder jeder Einrichtung für Volksbäder gänzlich bar oder besitzen im Vergleich zu der Zahl der Einwohner nur verschwindend geringfügige Anstalten. Auch auf diesem Gebiete konzentriert sich wieder eine wirklich umfassende gemeinnützige Thätigkeit in den Grossstädten, und was einzelne von diesen für das Badewesen der Gegenwart gethan, mögen folgende kurze Betrachtungen illustrieren.

Frankfurt a. Main, dessen vorzügliche städtische Badeanstalt im Jahre 1896 vollendet wurde, hat für die Jahre 1898 bis 1900 als Durchschnittsjahreszahl 437 385 Bäder abgegeben, von denen 329 865 auf die Schwimmhalle entfallen.

Breslau nach Eröffnung seines mustergültigen Hallenschwimmbades 263961 Bäder, davon 195623 im Hallenschwimmbad.

Karlsruhe in seinem Vierordtbad 153598 Bäder, davon 105510 Schwimmbäder.

Elberfeld in den städtischen Anstalten 398376 Bäder, davon 278078 im Schwimmbad.

Köln weist vier städtische Badeanstalten auf, von denen zwei geschlossene, zwei offene Rheinbäder sind.

Das Hohenstaufenbad, welches alle Arten von Bädern in sich vereinigt und teilweise sehr luxuriös ausgestattet ist, hat im Jahre 1900 425906 Bäder abgegeben, das sind im Durchschnitt täglich 1196.

Das Volksbad, das Wannen- und Brausebäder enthält, ist von 109821 Bädern im Jahre 1898 auf 123364 im Jahre 1900 gestiegen, das sind durchschnittlich pro Tag 347.

Die Rheinbäder endlich sind in diesem Jahr von 59380 Personen besucht worden.

Die Gesamtzahl der in den geschlossenen Anstalten abgegebenen Bäder belief sich also im Durchschnitt pro Jahr auf 548305.

Berlin besitzt 16 städtische Flussbadeanstalten mit 21 Bassins, sieben geschlossene Volksbadeanstalten, von denen fünf im städtischen und zwei in gemeinnützigem Betrieb mit städtischer Subvention (sie sind Besitz des „Berliner Vereins für Volksbäder") stehen.

München, das bis zum Jahre 1889 nur je ein Männer- und Frauenfreibad zur Verfügung hatte, zählt jetzt ausser diesen beiden neun in den verschiedensten Stadtteilen befindliche Volksbrause- bezw. Wannenbäder, das prächtige, im Jahre 1901 vollendete Müller'sche Volksbad sowie ein städtisches Schwimmbad und 22 Schulbrausebäder. Insgesamt wurden im Jahre 1900 rund 425000 Brause- und 114000 Wannenbäder genommen. Rechnet man noch die Schulbrausebäder mit durchschnittlich je 30000 verabreichten Bädern hinzu, so ergiebt sich eine Gesamtziffer von 1100000 Bädern.

Dresden besitzt drei Volksbadeanstalten, in denen Wannenbäder mit Brausen kombiniert sind; die erste wurde 1897 eröffnet
und hatte im dritten Jahre ihres Bestehens bereits eine Frequenz
von 156598 Bädern aufzuweisen.

Stuttgart mit seiner in Deutschland wohl hervorragendsten
Schöpfung auf dem Gebiete des Badewesens hat als Durch-
schnittszahl der drei Jahre 1898—1900 552418 Bäder abgegeben
und dabei ist der Tarif für Wannenbäder billiger als in drei be-
kanntesten rheinischen Volksbadeanstalten Barmen, Elberfeld und
Köln. Die abgegebenen Bäderarten und -formen sind auf alle
erprobten und wissenschaftlich anerkannten Methoden ausgedehnt
worden: So werden ausser kalten, warmen, Dampfbädern etc.
Fichtennadel-, Schwefel- und Sodabäder, kohlensaure Bäder,
Lohtanninbäder, Fangobäder, Lichtbäder verabreicht, die Anstalt
besitzt weiterhin einen elektrischen Heissluftapparat, einen In-
halationsraum etc. und steht im Begriff, eine Filiale ihrer gemeinnützigen Einrichtungen in einer im Umkreis gelegenen, vorzugsweise von Arbeitern bewohnten Stadt zu errichten. Selbst
ein Hundebad, in dem im Jahre 1901 5271 Hunde gebadet
wurden, gehört zu der nach jeder Richtung hin vorzüglich geleiteten Anstalt.

In Augsburg wird in kürzester Zeit ein der Vollendung
entgegengehendes Stadtbad eröffnet, welches mit Schwimmbassins für Männer und Frauen, Dampf- und Wannenbädern in
zahlreicher Menge ausgestattet ist und in Anlage wie Einrichtung
alle Errungenschaften der Neuzeit aufweist.

Dies in grossen Zügen der gegenwärtige Stand des Badewesens in Deutschland. 1886 gelangte Lassar in seiner Enquete
zu dem betrübenden Resultat, dass im Deutschen Reiche auf etwa
30000 Personen eine einzige Warmwasserbadeanstalt käme, und
er schloss damals seine bemerkenswerten Ausführungen mit den
Worten: „Soviel steht fest, auf dem Felde des öffentlichen Badewesens ist fast Unendliches zu thun. Was nicht brach liegt,
krankt an Teilnahmlosigkeit. Und diese zu brechen ist die
nächste Aufgabe. In Flugschriften und Vorträgen, in Vereinen

und durch Wanderlehrer, namentlich aber in beispielgebendem Vorgehen einzelner Vergesellschaftungen sollten die massgebenden Kreise für eines der vornehmsten Interessen praktischer Gesundheitspflege gewonnen werden. Dann kann allmählich die Zeit herannahen, wo im entlegensten Winkel des Vaterlandes auch der Armselige und Beladene unsere Bestrebungen segnen wird." Inzwischen sind über 1¹/₂ Jahrzehnte dahingegangen und wir sind verpflichtet, uns Rechenschaft zu geben, was in dieser Zeitspanne geschehen ist, um dieser Frage höchster praktischer Bedeutung für die Gesundheitspflege des Volkes näher zu kommen.

Da ist vor allem zu konstatieren, dass die Schulbrausebäder, eine Institution, die noch 1886 mannigfache Opposition selbst seitens grosser Gemeinwesen Deutschlands erfuhr, ihren Einzug in fast alle Kommunen gehalten und zu einer segensreichen stabilen Einrichtung erstarkt sind. In Berlin z. B. wird keine neue Gemeindeschule mehr gebaut, ohne sie mit Schulbädern nach dem Brausesystem auszustatten und in vielen anderen Städten wird die gleiche Praxis geübt. Die Schulbrausebäder haben eine hohe kulturelle Bedeutung. Sie dienen nicht nur, wie jedes Bad, der augenblicklichen körperlichen Reinlichkeitspflege, sie erfüllen ausserdem noch einen höheren Zweck, indem sie die Jugend zur Reinlichkeit und zum Baden, als einem unentbehrlichen menschlichen Bedürfnis, erziehen. Darin liegt der Schwerpunkt ihrer Bedeutung!

Mit der Schule Hand in Hand ist die Armee gegangen, auch sie hat sich der Brausebäder als einer zur Schulung des Körpers notwendigen Einrichtung bemächtigt und heute sehen wir keine Kaserne erstehen, ohne dass nicht Brauseanlagen in ihr vorhanden wären. Auf diesen beiden Gebieten ist also ein entschiedener Fortschritt zu konstatieren, und es darf nicht vergessen werden, dass die befruchtende Initiative zu dieser Art von Bädern von dem damaligen Oberbürgermeister von Göttingen, Merkel, ausgegangen ist.

Auch das weitere und in seinen praktischen Konsequenzen noch bedeutsamere Ziel, Einrichtungen gleicher Art auch für alle

anderen Perioden des Lebens und alle anderen Klassen der Bevölkerung zu beschaffen, ist in den vergangenen sechzehn Jahren
erheblich gefördert worden. Volksbrausebäder sind in den grösseren Städten in zahlreichen Mengen erstanden, Anstalten mit
Schwimmbassins von Kommunen und gemeinnützigen Vereinen
ins Leben gerufen, Badestätten von Arbeitgebern für ihre Angestellten angelegt worden, kurzum ein reges Streben, das ist
nicht zu leugnen, ist auf der ganzen Linie entbrannt, die Geister
sind, wie Lassar es 1886 in seinem „Ruf zu den Waffen" aussprach, aufgerüttelt worden.

Ein unleugbares Verdienst hierfür gebührt der „Deutschen
Gesellschaft für Volksbäder", welche von Lassar 1899 ins Leben
gerufen ist, die ihre Mitglieder in allen Teilen Deutschlands hat
mit dem ausschliesslichen Zweck der Förderung und Hebung des
Badewesens im ganzen Deutschen Reich; hervorragende Männer
aller Gesellschaftsklassen, Vertreter der Wissenschaft, Kunst etc. etc.
haben sich in ihr zu gemeinsamer Agitation und praktischer
Arbeit vereinigt. In Berlin existiert ein selbständiger, für die
lokalen Verhältnisse gegründeter „Berliner Verein für Volksbäder", dessen erfolgreicher Arbeit in der Gründung von Volksbadeanstalten wir bereits unter Berlin gedacht haben. Allein
wenn auch in erspriesslicher Weise und an den verschiedensten
Punkten im Sinne der Durchführung dieser hohen Idee gekämpft
und manches erreicht worden ist, unendlich viel bleibt noch zu thun,
soll auch nur im entferntesten die Möglichkeit einer allgemeinen
Bäderbenutzung seitens des Volkes geschaffen werden. So viel
zu thun, dass man fast das vergisst, was geschehen ist, und
allenthalben immer nur noch Lücken auf dem Gebiete des Bäder-
wesens vor sich sieht. Nicht nur dass die geschaffenen Anlagen
in vielen Städten unzureichend sind, dass sie der Nachfrage nicht
entsprechen und in ihrer geringen Zahl das Bedürfnis der Bevölkerung nicht befriedigen können, dass Anstalten mit gedeckten
Bassins nur in einer kleinen Reihe besonders bevorzugter Kommunen vorhanden sind, während die übrigen die Frage nur durch
Errichtung von Brausebädern gelöst zu haben glauben, entbehrt

die überaus grösste Mehrzahl aller kleineren Orte wie wohl nahezu das ganze platte Land systematischer Badeanlagen vollständig!

Der Förderung gegenüber, die vom Standpunkte der Hygiene wie der nationalen Wohlfahrt erhoben werden muss und welche lautet „Jedem Menschen wöchentlich ein Bad", stehen wir also noch fern, und ihre praktische Durchführung ist und bleibt noch immer ein Gebot der weitesten Zukunft. Und dies trotzdem die Erkenntnis dessen, dass uns die saubersten Strassen, dass uns lichte und luftige Wohnungen, Schulen und Kasernen, dass uns alle sanitären und Desinfektionsmassregeln gegen Epidemien etc. n i c h t s nützen, wenn wir nicht gelernt haben, dass Reinlichkeit der eigenen Person der Ausgangspunkt für alles weitere Wohlbefinden ist, in die weitesten Volskskreise gedrungen ist!

Nach zwei Richtungen hin werden sich vornehmlich die Ziele zu erstrecken haben, das Badewesen zu einem volkstümlichen zu gestalten und ihm in der öffentlichen wie privaten Gesundheitspflege die massgebende Stellung, die es in jedem kulturellen Staatswesen einzunehmen hat, zu verschaffen, das ist einmal in der Errichtung von B r a u s e b ä d e r n und zweitens in der Anlage von Anstalten mit gedeckten Bassins. Die weiteste Indikation finden die Brausebäder, die vermöge ihrer billigen Herstellung, ihrer einfachen, wenig Raum in Anspruch nehmenden Anlage, ihrer geradezu idealen Zweckerfüllung als Reinigungsanstalten, welche unter knappster Form, bequemer Zugänglichkeit und Erreichbarkeit alles für die umfassende Körperreinigung Nötige gegen ein mininales Entgelt zu bieten vermögen, fast überall am Platze sind; so in den Grossstädten mit industrieller Bevölkerung, in deren Centren sie vorzugsweise gelegen sein müssen, in allen kleineren Gemeinden, ja selbst auf den Dörfern. Als einfachste rationellste Anlage werden sie das wirkliche Reinlichkeitsbedürfnis vollauf befriedigen können. Ihre Errichtung wird in erster Reihe von den Gemeinden zu erfolgen haben, und nur wo die Lasten hierfür seitens derselben nicht zu tragen sind, wird es die Aufgabe gemeinnütziger Gesellschaften sein, die Sache in die Hand zu nehmen. Das geringe erforderliche Kapital — ein einfaches Volksbrausebad für 10 Personen kostet ca. 6500 Mk., ein solches in vollendeter Ausführung und in grossen Dimensionen 20000 Mk. — ist in Form von Anteilsscheinen in allen nur einigermassen gut fundierten Bevölkerungsklassen aufzubringen; die weitgehendste Unterstützung des Staates wie der Gemeinden ist ja in allen diesen Fällen von vornherein sicher. Selbstverständlich muss der Preis eines Brausebades ein durchaus minimaler sein, das Maximum wären 10 Pfg. pro Bad, um auch dem Aermsten die Benutzung desselben zu gestatten.

In zweiter Linie sind es Anstalten mit Hallenschwimmbassins, deren Erbauung in jedem grösseren Gemeinwesen anzustreben ist; denn mit der Schöpfung derselben dienen wir nicht nur Reinlichkeitszwecken, sondern wir heben damit die körperliche und geistige Gesundheit des Volkes und die wirtschaftliche Kraft desselben. Unendlich gross erscheint von diesem Gesichtspunkte aus der Nutzen der Hallenbäder, und Staat wie Gemeinden erwächst die Pflicht, diese Aufgabe der öffentlichen Gesundheitspflege, deren Bedeutung nicht hoch genug erfasst werden kann, zu lösen.

In erster Reihe sind es auch hier die Gemeinden, die diese Anstalten zu kreieren haben, wie es auch schon von einer Reihe von Kommunen geschehen ist; an eine Inanspruchnahme des Staates ist bei uns in Deutschland wenigstens wohl kaum auf dem Gebiete des Badewesens zu denken. Musterstätten solcher städtischer oder wenigstens mit thatkräftiger Unterstützung der Stadt errichteter Anlagen besitzen wir bereits heute in Frankfurt a. Main, Stuttgart, Köln, Breslau, Bochum, Düsseldorf, München, Barmen, Krefeld, Karlsruhe und vielen anderen Städten.

Das Badewesen der Neuzeit hat mit den vergangenen Kulturepochen wenig gemein: Weder erreicht es nur im Entferntesten die gewaltigen, ewig denkwürdigen Vorbilder des Altertums, noch kommt es dem badefrohen und badefreien Treiben des Mittelalters nahe. Im Dämmern des 19. Jahrhunderts beginnt die längst vergessene Idee von der Wohlthätigkeit des Wassers für den menschlichen Körper wieder wach zu werden und langsam, aber stetig gewinnt sie an Kraft, gestützt und genährt von der mehr und mehr zunehmenden Bedeutung der öffentlichen Gesundheitspflege.

So erblicken wir heute eine Schöpfung vor uns, die in kräftiger Entwicklung im Aufblühen begriffen ist, und sich anschickt zum Gemeingut des Volkes zu werden. Dass sie dies werde, dass die grosse sanitäre Bedeutung, die in dem Baden liegt, den weitesten Kreisen des Volkes zu teil werde, dafür mögen die berufensten Vertreter der Durchführung öffentlicher Gesundheitsmassregeln, Staat und Gemeinden, Sorge tragen. Dann wird das 20. Jahrhundert eine Blüte der Entwicklung des Badewesens heranreifen sehen, die als eins der kostbarsten Güter der Kultur nicht wie bei den alten Römern mit dem Niedergang der Volkskraft, nicht wie im Mittelalter mit Zuchtlosigkeit und Sittenverfall einhergehen, sondern die Gesundheit und Kraft stählen und die natürlichen Faktoren der Volksgesundheit hilfreich unterstützen wird. Die Grundlage jeder Reform auf gesundheitlichem Gebiete bildet die Reinlichkeit: Für dieses wichtigste Gut menschlicher Gesittung kämpfen wir, wenn wir das allgemeine Bewusstsein zu gemeinsamem Thun für eine der vornehmsten Pflichten praktischer Gesundheitsgflege aufrütteln!

Litteratur.

Felix Genzmer, Bade- und Schwimmanstalten. Stuttgart 1899.

Hugo Marggraaf, Badewesen und Badetechnik der Vergangenheit. Berlin 1881.

Marquardt und Mommsen, Handbuch der römischen Altertümer, 2. Auflage. Leipzig 1886.

Hermann Göll, Kulturbilder aus Hellas und Rom. Leipzig 1878.

Bernhard Hirschel, Hydriatica. Leipzig 1840.

Engelbert Wichelhausen, Ueber die Bäder des Altertums. Mannheim 1807.

B. M. Lersch, Geschichte der Balneologie. Würzburg 1863.

Alfred Nossig, Einführung in das Studium der sozialen Hygieine. Deutsche Verlagsanstalt 1894.

De balneis omnia quae extant apud Graecos, Latinos et Arabas. Venetiis 1553.

Zappert, Ueber das Badewesen mittelalterlicher und späterer Zeit. Archiv für Kunde österreichischer Geschichtsquellen. Bd. XXI, 1859.

Falke, Die Badestuben im Mittelalter. Westermanns deutsche illustrierte Monatshefte. Bd. XI, 1861.

Gustav Freytag, Bilder aus der deutschen Vergangenheit. Leipzig 1867.

Kriegk, Deutsches Bürgertum im Mittelalter. Neue Folge. Frankfurt a. M. 1871.

Schultz, Das höfische Leben zur Zeit der Minnesänger. Leipzig 1879.

Bintz, Die Leibesübungen des Mittelalters. Gütersloh 1880.

Sach, Deutsches Leben in der Vergangenheit. Halle 1890.

Ueber öffentliche Badeanstalten. Referat von A. Meyer und Robertson (Hamburg), sowie Verhandlungen des deutschen Vereins für öffentliche Gesundheitspflege in Stuttgart. Deutsche Vierteljahrsschrift für öffentliche Gesundheitspflege. Bd. XII, Heft 2, 1880.

Stübben, J., Das Badewesen in alter und neuer Zeit. Centralblatt für allgemeine Gesundheitspflege, 1883.

Lassar und Merkel, Ueber Volks- und Schulbäder. Deutsche Vierteljahrsschrift für öffentliche Gesundheitspflege. Bd. XIX, Heft 1, 1887.

Marggraf, Moderne Stadtbäder. Deutsche Zeit- und Streitfragen, 163/164. Berlin 1882.

O. Lassar, Kulturaufgabe der Volksbäder. Berlin 1889. Derselbe, Die Thätigkeit des Berliner Vereins für Volksbäder. Berlin 1896.

G. H. Schmidt, Oeffentliche Bäderstatistik. Statistisches Jahrbuch deutscher Städte, VI. Jahrgang 1897.

Kabierske, Das Breslauer Hallenschwimmbad. Breslau 1899.

Leo Vetter, Bäder in alter und in neuer Zeit. Stuttgart.

Veröffentlichungen der Deutschen Gesellschaft für Volksbäder. Bd. I, Heft 1—7. 1902.

Kühner, Die Haut in physiologischer, diätetischer und therapeutischer Beziehung. Leipzig 1891.

Friedländer, Beiträge zur Anwendung physikalischer Heilmethoden. Wiesbaden 1896.

www.ingramcontent.com/pod-product-compliance
Lightning Source LLC
Chambersburg PA
CBHW031137270326
41929CB00011B/1659